癌症·医生说

癌症患者内科
诊疗知识全知道

总主编◎程向东　朱利明

主　编◎洪　卫

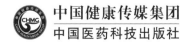

中国健康传媒集团

中国医药科技出版社

内 容 提 要

本书为"癌症·医生说"分册之一,主要介绍了肿瘤的常识、肿瘤的诊断、肿瘤内科治疗知识,并重点介绍了肺癌、胃癌、胰腺癌、乳腺癌等具体癌种的相关问题,同时也展示了肿瘤防治中真实、感人的故事,给患者及家属以力量。全书采用问答形式进行详细介绍,语言通俗易懂,适合广大读者特别是肿瘤患者及其家属参考阅读。

图书在版编目(CIP)数据

癌症患者内科诊疗知识全知道 / 洪卫主编 . —北京:中国医药科技出版社,2023.10
(癌症·医生说)
ISBN 978-7-5214-4071-3

Ⅰ.①癌… Ⅱ.①洪… Ⅲ.①癌—内科学—诊疗 Ⅳ.① R73

中国国家版本馆 CIP 数据核字(2023)第 144587 号

美术编辑 陈君杞
版式设计 也 在

出版 **中国健康传媒集团** | 中国医药科技出版社
地址 北京市海淀区文慧园北路甲 22 号
邮编 100082
电话 发行:010-62227427 邮购:010-62236938
网址 www.cmstp.com
规格 710×1000mm $^1/_{16}$
印张 13 $^1/_2$
字数 187 千字
版次 2023 年 10 月第 1 版
印次 2023 年 10 月第 1 次印刷
印刷 北京盛通印刷股份有限公司
经销 全国各地新华书店
书号 ISBN 978-7-5214-4071-3
定价 **45.00 元**

获取新书信息、投稿、为图书纠错,请扫码联系我们。

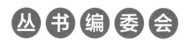

本书编委会

主　编　洪　卫

副主编　金　莹　罗　聪

　　　　石　磊　郭丹丹

编　委　（按姓氏笔画排序）

　　　　戈心怡　叶婉纯　汤中杰

　　　　李亚清　宋　嘉　周文锦

　　　　郑　洁　章宝繁　谢　璩

　　　　谭亚敏

序

癌症，众病之王。

根据最新的统计报告显示，截至 2020 年，全球每年新发癌症病例数约为 1930 万；预计到 2040 年，全球癌症病例数将达到 2840 万，比 2020 年增加 47%。现在，癌症不仅仅是一类疾病，更是全人类面临的巨大健康挑战，无论是患者本人还是他们的家人，都深受其害。

我的一位朋友曾向我诉说，当他被医生告知患上癌症时，内心瞬间沉浸在无尽的恐惧与焦虑之中。它是谁？它会怎么样？应该去找谁？如何把它赶走？要做些什么准备？这些都不知道！他说，癌症就像一个满怀敌意、全副武装的不速之客，凭空闯入他的生活，让他和家人一下子陷入恐惧、无助和绝望的深渊。

庆幸的是，我这位朋友的故事还算比较圆满。他在治愈后专程过来谢我，感谢我给他介绍了一位好专家。专家详细地向他解释病情、诊疗方法和预后，还有诊疗中的各种可能性，让他心里有了底。他说我和专家在他最困难的时候给了他一家人希望与勇气！

现阶段，我们国家还存在优质医疗资源不足的问题，很多时候专家面对着无数患者渴求的眼神，却无法给予更多的时间解读病情和治疗方案，对这些癌症患者而言，他们该怎么办？

这个时候，面向大众的癌症知识科普就显得尤为重要，而由一线临床专家根据癌症诊疗的最新进展、实践问题，并结合患者实际需求撰写的癌症知识科普书籍更是难能可贵。

　　健康中国需要科学普及。作为一名从事生物分析化学的科学家，我目前带领中国科学院基础医学与肿瘤研究所和浙江省肿瘤医院的专家们进行着癌症研究的攻关。身处癌症领域，我目睹了许多患者的苦难和挣扎，也见证了现代医学在癌症领域取得的突破性进展。我深知，想要更好地理解癌症、预防癌症，并帮助患者战胜癌症，我们有责任搭建科普的桥梁，将癌症科学知识传播给更广泛的群体。因此，我非常高兴地向大众推荐《癌症·医生说》这套关于癌症的科普丛书。

　　这套丛书不仅涵盖了癌症手术治疗、放射治疗、内科治疗等基本诊疗手段、诊疗进展和新疗法，还从营养指导、癌痛管理、心理调试、家庭照护、用药管理等方面入手，以一问一答的形式解答患者和家属在诊疗及康复等过程中存在的各类问题。各分册同时结合真实的抗癌故事，以生动的案例帮助患者及家属树立科学的肿瘤治疗观念和战胜癌症的信心。这种从案例中寻找心理和情感支持的方式，将有助于患者及家属积极地面对困难，帮助他们重获正向的生活态度和心灵的平衡。

　　丛书的总主编分别是浙江省肿瘤医院党委书记程向东和党委委员、院长助理朱利明。程向东不仅是一位非常优秀的外科专家，还是中国抗癌协会副理事长、科技部国家重点研发计划等项目的首席科学家，在癌症防治领域功勋卓著。朱利明是肿瘤内科的临床专家，还兼任中华预防医学会叙事医学分会副主任委员，在医学人文领域有深厚的造诣，他一贯认为临床医生做科普工作散发的是医生的温度。而各分册的主编、副主编及编委们基本都来自于浙江省肿瘤医院，他们或是学科带头人，或是资深的临床、护理专家和药学专家。他们把艰涩难懂的专业知识用简洁通俗、系统而且富有条理的方式介绍给广大读者，无论您是否有医学背景，都能轻松地理解书中的知识。

《癌症·医生说》丛书不仅适用于癌症患者和家属等一般读者，也适用于从事医学以及相关领域的专业人士。通过阅读本丛书，读者可以了解癌症诊疗、康复、家庭照护等患者日常生活需要关注的各方面知识。我相信这套丛书能给读者带来有益的信息和实用的建议，更希望这套丛书能够成为读者的"亲密伙伴"，为读者提供可靠的指导和必要的帮助，还有希望、勇气和力量！

中国科学院院士

发展中国家科学院院士

中国科学院杭州医学研究所所长

浙江省肿瘤医院院长

2023 年 7 月

前　言

　　随着中国社会和经济的发展、预期寿命延长，人口结构老龄化，恶性肿瘤正在逐渐成为威胁人民生命健康的头号杀手。据统计，早在 2015 年，恶性肿瘤就已经成为中国城乡居民首位死因，远超心脏病及脑血管疾病。2020 年我国新发恶性肿瘤约 457 万例，因恶性肿瘤死亡 300 万例。当癌症降临的时候，每个人都猝不及防，当越来越多的癌症正在侵袭，我们能做些什么？

　　癌症其实是一种可防可控的"慢性病"，癌症的发生是一个长期、慢性、多因素参与、多阶段的过程。从正常细胞演变为癌细胞，再形成危及人体健康的肿瘤，通常需要 10~20 年，甚至更长的时间。世界卫生组织提出：1/3 的癌症完全可以预防；1/3 的癌症可以通过早期发现得到根治；1/3 的癌症可以运用现有的医疗手段延长生命、减轻痛苦、改善生活质量。国际先进经验表明，采取积极预防、规范治疗等措施，对于降低癌症的发病和死亡具有显著效果。

　　癌症的发病被认识为一个漫长的过程，由此可见，癌症是可以预防的，大可不必"闻癌色变"。本书围绕"肿瘤内科的共性问题""常见肿瘤内科相关问题""我和肿瘤的那些事"3 个主题，如体检和早筛有什么区别，什么是药物临床试验，什么是免疫治疗，肿瘤治疗过程中如何进行疗效评价，加强肿瘤患者的营养支持治疗会让肿瘤越长越大吗，什么是多学科综合治疗（MDT），什么是肿瘤的光动力治疗，肺癌靶向治疗耐药后为什么要再活检，食管癌可以内镜治疗吗，年轻乳腺癌患者能保留卵巢功能吗，多大年龄需要筛查肠癌，等等，就广大患者及家属所关心的和常见的有关肿瘤的基本知识和问题进行系统梳理及解答。在肿瘤防治的路上，你并不是孤军奋战，我们将与你携手同行，共同战胜"恶魔"。

编者

2023 年 7 月

目 录

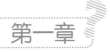

第一章
肿瘤内科常见问题

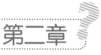

第二章

肿瘤的诊断

第三章

恶性肿瘤内科治疗前准备

第四章
恶性肿瘤内科治疗中常见问题

第五章

恶性肿瘤内科治疗后常见问题

第六章
肺癌患者最关心的问题

第七章
食管癌患者最关心的问题

第八章
乳腺癌患者最关心的问题

第九章
胃癌患者最关心的问题

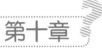

第十章
肠癌患者最关心的问题

第十一章
肝癌患者最关心的问题

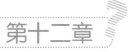

第十二章
胰腺癌患者最关心的问题

第十三章
淋巴血液肿瘤患者最关心的问题

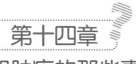

第十四章
我和肿瘤的那些事

第一章
肿瘤内科常见问题

01. "肿瘤"和"癌症"一样吗？

02. 生活中有哪些致癌因素？

03. 癌症可以预防吗？

04. "体检"和"早筛"有区别吗？

05. "早筛"可以改变癌症患者的结局吗？

......

01 "肿瘤"和"癌症"一样吗?

迄今为止,人类发现"肿瘤"的历史已有三千年。在我国古代,自有文字记载以来,就有对"肿瘤"概念的表述。比如殷墟出土的甲骨文中已有"瘤"字;再比如我国现存最早的医学典籍《黄帝内经》记载有"石瘕""肠覃""乳岩"等,对应现代肿瘤学中关于肿瘤的描述。1858年,Virchow在《细胞病理学》中指出:"癌是细胞的疾病。"这为肿瘤的细胞学研究奠定了基础。

进入20世纪60年代以后,随着影像学及内镜活检术的长足进步,肿瘤的临床诊断水平得到了实质性提高。人们也越来越清楚地认识到"肿瘤"和"癌症"的概念并不完全对等。在各种致病因子作用下,人体的细胞遗传学物质发生改变,导致基因表达出现异常,细胞异常增殖形成新生物。广义上,这样的新生物被称之为"肿瘤"。

老百姓熟知的"癌症"其实是肿瘤中具有浸润和转移能力的类型,即恶性肿瘤,比如常见的肺癌、肠癌、乳腺癌、宫颈癌、淋巴瘤、白血病等。这类肿瘤通常无包膜,边界不清晰,还会向周围组织浸润生长,且生长迅速。恶性肿瘤细胞分化不成熟,对身体危害大,复发转移后可能会导致人体死亡,反之,没有浸润和转移能力的肿瘤,通常有包膜或者边界清晰,生长速度缓慢,且肿瘤细胞分化程度高,对人体危害小的肿瘤即为良性肿瘤,比如纤维瘤、脂肪瘤、平滑肌瘤等。除此之外,广义上的肿瘤还应包括交界性肿瘤。不管身体患恶性还是良性肿瘤,都应引起足够的重视。养成良好的生活习惯和定期体检的习惯,能有效帮助减少患癌的风险以及尽早发现癌症。

ⓜ 生活中有哪些致癌因素？

致癌因素是指能使人群癌症发病率显著增加的物质或因素。生活中的致癌因素种类繁多且错综复杂，大致分外源性和内源性因素两大类。

外源性因素主要包括物理性致癌因素、化学性致癌因素、生物性致癌因素和生活方式因素。①物理性致癌因素有电离辐射，比如自然界中的宇宙辐射、土壤辐射、建筑材料辐射，以及 CT、ECT 等医学检查和治疗过程中的辐射。过度的紫外线辐射对人体也有致癌作用，有相关报道在紫外线照射强烈的低纬度地区，恶性黑色素瘤的发病率增加。身体局部组织长期无法痊愈的创伤刺激也有可能引起癌症。②化学性致癌因素主要有烷化剂，该类物质为基因毒类的化学制剂，直接作用于 DNA 致癌。多环芳烃化合物也属于化学性致癌因素，煤炭、石油和烟熏鱼肉均能产生多环芳烃化合物。香烟、部分饮料中含有亚硝基化合物，也是一种化学性致癌因素。③生物性致癌因素主要有黄曲霉菌、圆弧青霉菌等真菌，广泛存在于霉变中的花生、豆制品中，是诱发肝癌、胃癌、食管癌的致病因素。④研究发现约 80% 的癌症与不良的生活方式密切相关。其中，吸烟是肺癌最主要的危险因素，也是食管癌、喉癌的主要致癌因素。饮酒与肝癌、结肠癌的发生相关，饮酒还可与吸烟起致癌协同作用，加大患癌风险。

内源性因素主要包括遗传因素、内分泌因素、免疫因素。①现代研究表明，癌症是一种遗传和表观遗传共同调控参与的疾病。简单来讲，癌变的基础就是 DNA 的变异。②人体有许多分泌激素的腺体，它能分泌各种身体正常功能所需的激素，但如果这些激素分泌过多或过少，就会发生内分泌功能紊乱，易成为致癌因素。③在免疫方面，有些肿瘤细胞表面可出现新抗原或原有抗原丢失，致使肿瘤细胞对人体免疫功能有抑制作用或逃避宿主的免疫防御和攻击，从而让肿瘤细胞能够扩散到其他组织和器官。

03 癌症可以预防吗？

2006 年世界卫生组织把"癌症"重新定义为可以治疗、控制甚至治愈的"慢性病"。癌症的发病被认识为一个漫长的过程，由此可见，癌症是可以预防的，大可不必"闻癌色变"。《素问·四气调神大论篇》曰："圣人不治已病治未病，不治已乱治未乱。"现代医学早已将"治未病"思想融入癌症的防治中，即在癌症发生前就将可能引发的各种相关因素通过采取合理的措施干预，这种未病先防的理念在癌前病变的防治上体现得淋漓尽致。比如积极治疗慢性萎缩性胃炎、胃溃疡能有效减少胃癌发病率，治疗肝炎、肝硬化能有效减少肝细胞肝癌发病率，接种 HPV 病毒疫苗能有效降低宫颈癌发病率等。笔者介绍几个具体的预防措施如下。

（1）保持良好的生活习惯及饮食习惯：加强身心修养，保持良好健康的精神状态。日常注意饮食营养的均衡，不吸烟不酗酒，少吃过咸、过热和烧焦的食物，不吃发霉的食物，适量摄入富含维生素 A、C、E 和微量元素硒的食物。避免劳累过度，要劳逸结合，注意身体锻炼，提高免疫力。还要避免过度日晒、保持个人的清洁卫生。

（2）合理使用医药用品：切勿滥用药物及放射线，减少接触环境中的物理或化学性致癌因素。

（3）定期体检：对 30 岁以上妇女应推行乳腺癌筛查。有性生活的妇女有发生宫颈癌的危险，建议可以每 2~3 年进行 1 次宫颈脱落细胞涂片检查。50 岁以上人群，特别是有家族肿瘤史、家庭息肉史、息肉溃疡史，特别是其中有结肠直肠癌史者，应每年进行 1 次大便隐血试验；每隔 3~5 年做 1 次肠镜检查。有吸烟史的人群建议戒烟，肺癌高危人群定期进行低剂量螺旋 CT 筛查。因此，一旦出现常见恶性肿瘤的不良信号及时主动去医院检查，有利于恶性肿瘤的早期发现、早期诊断、早期治疗。

⑭ "体检" 和 "早筛" 有区别吗？

随着居民生活水平不断提高，体检似乎成了许多家庭每年必须完成的"任务"，但很多人还是混淆了体检与癌症早筛的概念。

现阶段老百姓眼中的体检泛指常规体检，是对心、肝、肾功能、血糖、血脂、血压等进行检查，掌握人体的一般状况，可以尽早发现一些常见的慢性病，比如高血压、高血脂、冠心病等。但癌症的早筛需要根据不同年龄段、不同性别、不同症状体征，制定个性化方案进行针对性早期筛查肿瘤。

对于微小肿瘤如直径小于 1cm 的微小肿瘤，或位于脏器深部位置的肿瘤，常规体检有很高的漏检率，且早期肿瘤的症状、体征并不明显，也易让人麻痹大意。所以不能以传统体检替代癌症早筛。世界卫生组织指出：早期发现是提高癌症治愈率的关键。随着我国癌症发病率、死亡率呈持续性增长趋势，做好癌症的早筛工作显得愈发重要。有相关报道近 30 年来日本癌症死亡率下降了近三成，是因为有近八成的癌症在早期就被检查出来。因此，对于有癌症发病相关高危因素的人群，建议根据医务人员制定的早筛方案定期进行肿瘤筛查。

⑮ "早筛" 可以改变癌症患者的结局吗？

随着肿瘤早筛观念的普及，越来越多的癌症患者可以在癌症初期就被发现。通过技术革新，癌症早筛发现早期恶性肿瘤的敏感度越来越高，可以尽早发现一些无症状的癌症患者，给予这些患者更多根治性手术的机会，避免耽误最佳治疗时机，甚至可以改变某些癌症患者的结局。尽最大努力实现早期发现、早期诊断和早期治疗，这对提高患者生存率和生活质量、减轻家庭和社会疾病负担具有重要意义。

06 身上出现哪些异常表现要警惕患"癌"？

我们已经知道肿瘤早筛的重要性，但怎样把握筛查的时机也很重要，这就需要掌握癌症会有哪些症状和体征出现。当身体某部位出现肿块或者体检发现脏器结节，很多人就会惊恐是不是患癌了，其实很多微小的肿块或结节不一定就是恶性肿瘤，它可以是炎性的包块，也可能是良性肿瘤。肿瘤的生长需要一个过程，此时注意随访复查。如果随访过程中发现肿块有变化，建议及时就医，遵从医生医嘱完成相应的辅助检查，才能进一步明确其性质。当身体不明原因出现以下征兆，建议提高警惕，及时就医。

（1）如果最近没有进行节食减重或较高负荷锻炼，体重却不明原因下降，或伴厌食、疲劳、乏力等症状出现，要就医查明原因，持续性不明原因的消瘦往往也是癌症的表现之一。

（2）生活中会出现许多非外伤引起的异常出血，如咯血、痰中带血要警惕肺癌；呕血或便血，要注意排除消化道癌症可能；阴道不规律出血或非生理期出血，可能与子宫内膜癌、宫颈癌、卵巢癌等妇科肿瘤有关；无痛性血尿或伴排尿困难，小心膀胱、泌尿道等肿瘤；非外伤鼻出血伴鼻塞、流脓涕，需要排除鼻咽癌。

（3）早期肺癌常常无明显症状，当病情发展到中晚期时，常出现刺激性干咳、痰中带血、胸痛、气促、发热等症状，需要及时就医明确病因。

（4）消化不良是我们生活中常见的不适症状，往往都是短暂的或就诊用药后能明显改善的。但如果消化不良持续存在，或伴上腹部隐痛，要警惕胃癌等消化道肿瘤的可能。

（5）许多人生活中常有腹泻、便秘症状出现或交替出现，如果长期腹泻、便秘无改善，或便中带血，或大便性质改变，要警惕大肠癌，尽早到医院检查。

（6）我国乙肝患者基数大，肝癌的发病率也高。如果出现右上腹、肝区闷痛，食欲不振，厌油，并逐渐出现腹胀、黄疸、蜘蛛痣、肝区肿块、消瘦等症状，尤其是肝炎、肝硬化患者，需警惕肝癌发生。

（7）很多人身上长有黑痣，但如果黑痣自身颜色、形状、大小发生改变、痣上原有的毛发脱落，或人为刻意处理黑痣不当而出现破溃出血、灼痒疼痛时，要警惕黑色素瘤。

（8）如果乳房出现疼痛，触及肿块呈进行性增大，甚至出现乳头扁平、凹陷，乳房皮肤出现"酒窝征""橘皮样变"，摸到腋窝肿大的淋巴结肿大等表现，要高度警惕乳腺癌的发生。尽管男性乳腺癌极少见，但如果男性乳房异常增生长大或出现其他异常，也要警惕男性乳腺癌。

以上这些表现并非特异性的，不能简单地对号入座。目的在于提醒我们重视，当发现这些症状、体征时，应到医院进一步检查明确病情，这样才能做到早发现、早诊断、早治疗。

07 一个人身上可以患多种癌吗？

有些患者可能不单有一个原发性恶性肿瘤，可以在患一种癌症的同时或之后，再患上另外一种甚至多种性质不同的恶性肿瘤，这样的例子在临床上并不少见。现代医学研究发现，多原发癌患者中具有恶性肿瘤家族史的占多数，这也从另一个角度说明癌症与遗传因素密切相关。此外，不良生活习惯也可能引发同时患多种癌症，比如长期熬夜，长期吸烟、喝酒、营养摄入过多或不良等。

08 癌症会传染吗？

近年来"夫妻癌""家族癌"话题常在新闻媒体上出现，比如有夫妻一方得了癌症，不久后另一方也被查出患癌，被称之为"夫妻癌"；再比如说有些农村大家族里聚集性出现患相同癌症的现象，被称之为"家族癌"。

这些现象的报道让很多人诧异，不禁怀疑癌症会传染吗？是什么原因导致了"夫妻癌"的发生？癌症的发生大多与不良的生活习惯和污染的生活环境相关，当夫妻双方共同生活在同一个污染的生活环境，双方共同有着不良的生活习惯或一方受另一方不良生活方式影响，比如丈夫长期吸烟，妻子长期处于被动过吸烟的环境中；再比如夫妻双方都喜欢食用腌制、辛辣的食物等，因此夫妻一方患癌后，另一方不久也查出患癌的概率就比较高。至于"家族癌"的原因可能在于具有血缘关系的家族成员在地域上相对集聚，便于病毒、细菌等微生物的传播，而有些微生物本身正是引起癌症的致病因素之一。比如许多家族成员相继出现了肝炎到肝癌的恶变，这是因为乙肝病毒在这些家族成员之间互相传染。所以，癌症本身并不会传染，但引发癌症的某些致病因素类似，应该警惕这些致癌因素。

09 癌症会遗传吗？

在日常生活中，会经常看到这样的例子，家庭中父母一方或双方患癌，其后出现子女中也有人患癌，被称之为"母女癌""父子癌"之类。

我们不禁会问，癌症会遗传吗？答案是显而易见的，许多疾病都有家族史，癌症也是有家族遗传倾向的，比如胃癌、结肠癌、乳腺癌、卵巢癌就可以有典型的家族遗传倾向。遗传因素是癌症一个重要的影响因素，基因突变是癌症发生的基本因素，而突变基因是可以由父母遗传给子女的。因此，如果亲人中有人罹患癌症要提高警惕，因为和常人相比，这类人群患某特定类型癌症的概率要更高。不过大家也不必太过担忧。有遗传基因也不一定会得癌症。我们可以通过加强锻炼，提高免疫力，改变不良生活方式，疫苗接种等方式来预防。

⑩ "得了癌症不要治反而活得更久"这种说法正确吗?

对于一些普通老百姓来讲，得了癌症就是难免一死，有些晚期癌症患者本身生存时间短，死亡率高，经过治疗后疗效也未达到他们心目中的理想效果，给他们造成了"人财两空"的印象。甚至有人提出"得了癌症不要治反而活得更久"的错误言论。20世纪以来，世界各国投入大量人力、物力和财力用于癌症的防治研究工作，已取得了重大进展。据国际癌症研究中心专家评估，目前有三分之一的致癌因素已基本清楚，通过消除病因和减少危险因素的方法，可达到预防癌症发生、降低发病率的效果；有三分之一的癌症已经有了早期诊断方法，可以通过癌症"早筛"做到早发现、早诊断、早治疗，提高治愈率、降低死亡率；另有三分之一的癌症，可以通过现阶段不断更新变化的恶性肿瘤内外科治疗技术，缓解症状、减轻痛苦、延长生存时间，达到康复和临床治愈的目标。所以，癌症已经不再是过去认为的"不治之症"。癌症患者应该牢固树立信心，通过合理有效的科学手段治疗、杀灭身上的癌细胞和肿瘤组织，从而有效地抑制癌症的发展，提高生活质量、延长生存时间。

⑪ 癌症可以治愈吗?

得了癌症的患者已然感觉生命进入了最后的倒计时,生活中充满了恐惧和绝望。经过前文的介绍,目前我们应该已经对癌症有了更客观的认识,癌症不是"不治之症",有的癌症是可以治愈的。这里所说的癌症"治愈"与我们通常理解的治愈略有不同,它不一定指肿瘤细胞在人体内完全消失,不再出现,它是指经过治疗后癌症在一段时间内不复发,患者能够正常工作和生活。经过大量临床研究发现,如果癌症在 5 年之内没有复发,此后复发的概率就大大降低。因此,早期发现、早期治疗对于癌症防治至关重要,比如早期胃癌术后 5 年生存率可达 80% 以上;早期甲状腺癌术后,5 年生存率可达 90%。只要加强预防、早期发现、早期治疗,癌症并没有那么可怕。不能因为患癌就认为生命走到了尽头,病急乱投医或自暴自弃,反而耽误了正规科学的治疗。

⑫ 恶性肿瘤是一种慢性病吗?

癌症等于死亡的观念在普通老百姓心中"根深蒂固",认为一旦患上癌症,意味着命不久矣。事实真是这样吗? 2006 年起,世界卫生组织及其他国际卫生医疗机构纷纷把原来定义为"不治之症"的癌症重新定义为一种"可以治疗、控制,甚至治愈的慢性病"。慢性病的特点是病因复杂,许多病因及发病机制尚未得到证实,发病隐匿,病程长且病情迁延不愈,而癌症也满足了这些特点。现代肿瘤医学证实,癌症的发生是一个隐匿、长期、渐进的过程,要经过多个病理阶段,从正常细胞到演变成癌细胞,最后到形成癌症,通常需要一二十年甚至更长时间。因此,癌症就像高血压病、糖尿病、冠心病等慢性病一样,并不能在短期内治愈,需要进行长期科学规范的多学科综合治疗。

第二章
肿瘤的诊断

01 肿瘤是如何命名的?

肿瘤的命名主要是依据生长部位、组织起源和生长特性、良恶性质等综合命名的。良性肿瘤一般命名方式为"生长部位＋起源组织＋瘤",比如长在大腿部位的,由脂肪组织生长出来的良性肿物,命名为下肢脂肪瘤,属于良性肿瘤。恶性肿瘤的命名主要分为两类:来自上皮组织的恶性肿瘤称为"癌",命名方式为"生长部位＋癌",比如肺癌、胃癌、乳腺癌;来自间叶组织的恶性肿瘤称为"肉瘤",一般命名方式为"生长部位＋起源组织＋肉瘤",如背部脂肪肉瘤、颈淋巴结肉瘤等。除外良、恶性肿瘤外,还有一些其他特殊命名的肿瘤,如起源于胚胎组织或未成熟组织的恶性肿瘤,称为母细胞瘤,如肾母细胞瘤;起源于造血细胞组织的恶性肿瘤,如白血病;起源于胎盘组织的良性肿瘤,如葡萄胎等。

02 肿瘤是如何分类的?

我们现在所说的"肿瘤"是一个总的称呼。根据肿瘤生长的特征及对人体的危害程度,主要为良性肿瘤、恶性肿瘤两大类。另一种是根据组织的来源分为上皮组织肿瘤、间叶组织肿瘤、神经组织肿瘤及其他类型肿瘤。临床上医生一般把两种分类方式结合起来应用,既明确了肿瘤的起源组织,也区分了肿瘤的性质。

03 诊断肿瘤有哪些常用的影像学检查手段?

医学影像学是指通过某种设备和方法技术形成人体组织、器官的影像,通过影像了解人体组织器官的状态及是否发生病理性变化,从而做出临床诊断。它在肿瘤的早期发现、诊断和治疗中起到了非常重要的作用。目前诊断肿瘤常用的影像学检查手段有以下几种。

CT

由于 CT 对组织的密度分辨率高且横断扫描,可以直接观察到实质脏器内部的肿瘤,同时进行增强 CT 扫描可以提高对恶性肿瘤的发现率。通过 CT 检查到的肿瘤大小、范围、侵袭情况及淋巴结转移情况,进行肿瘤分期,帮助判断预后以及制定治疗计划。治疗前后 CT 检查对比可以帮助肿瘤治疗的效果评估。

MRI

MRI 检查对人体安全无创,对脑部和软组织形成的图像分辨率极佳,解剖结构和病变形态显示清楚,它在肿瘤的定位、定性、手术方案的制定、预后的估计等方面优势较显著。

超声

超声是一种无创、无痛、方便、直观的有效检查手段,尤其是 B 超,在临床上应用广泛。有些器官发生癌变位置较深,为了避免其他组织的影像可采用直接贴近脏器的体腔内超声检查,比如常见的经胃镜腔内超声,经阴道妇科超声等。此外,临床上为了完成各种穿刺活检、抽吸、置管、注射药物和介入治疗等操作,介入性超声发挥了不可替代的作用,比如 B 超下淋巴结穿刺活检，B 超下胸腔积液穿刺置管引流等。

· PET

PET、PET/CT、PET/MRI。PET 是目前核医学领域最先进的医疗设备和技术，其最大的优势在于可以更准确地判断肿瘤的良恶性质，帮助寻找肿瘤原发灶，更全面地检查身体有无转移病灶。如在 PET 基础上整合 CT 或 MRI，即成为 PET/CT、PET/MRI，可以用于手术前检查，对于肿瘤分期、判断是否有手术指征具有指导作用，也可用于手术、放化疗后，检查体内是否有肿瘤残余灶、监测肿瘤是否有转移复发等。

04 肿瘤分期有何临床意义？

肿瘤分期通常只指恶性肿瘤的分期，即 TNM 分期。恶性肿瘤主要根据原发肿瘤的部位、肿瘤的大小和数量、淋巴结的受累情况以及是否存在转移病灶这四个基本因素进行分期，并借此分期描述恶性肿瘤的严重程度和受累范围。肿瘤分期在临床上具有重要的意义，医生可以根据详细的肿瘤分期为患者制定有针对性的临床治疗方案。

05 确诊恶性肿瘤的"金标准"是什么？

随着肿瘤诊断技术不断改进和新技术不断涌现，肿瘤诊断的准确率相较以前有明显提高，但是目前确定肿瘤性质、恶性程度以及组织学分型仍然需要依赖病理学诊断，病理学诊断被公认为恶性肿瘤的"金标准"。病理报告内容主要包含患者基本信息、标本来源的方式和部位、病理类型、免疫组化以及分子分型等。病理标本来源方式不同、大小不一，一般来说，手术切除后获取标本进行的病理检测称为"大标本"病理；通过支气管镜、腔镜、胃镜等内镜或 B 超介入下穿刺获取活检标本进行的病理检测称为"小标本"病理。

06 PET/CT 能替代组织病理学诊断吗?

PET/CT 是在 PET 的基础上同机设置 CT，同机数据采集和融合，同时获得 PET 和 CT 图及二者的融合图。通过一次检查，不但能够从头到脚发现身体有没有肿瘤，同时还能够通过 SUV 值等相关数据判断肿瘤的良恶性，能够较全面地掌握肿瘤信息。正是因为其强大的综合功能，越来越多的医生推荐患者选择 PET/CT 检查。但是 PET/CT 存在的局限性也不能忽视，在胃癌、肠癌等消化道肿瘤的检查中，PET/CT 无法替代胃肠镜检查，更无法替代手术后或穿刺活检取得的组织病理学检查。目前，确定肿瘤性质、恶性程度以及组织学分型的"金标准"依然是病理学诊断。在没有取得活检的情况下，可以通过 PET/CT 检查找到活性最高的病灶进行活检，能够最大程度上提高病理活检阳性率，所以，把影像学检查和病理诊断以及肿瘤指标等相结合，才能发挥其在肿瘤诊治中的最大意义。

07 常用肿瘤病理诊断技术有哪些?

肿瘤病理诊断技术主要有免疫组织化学技术、染色体分析、荧光原位杂交、基因座特异性原位杂交、比较基因组杂交、聚合酶链反应及 DNA 测序技术代表的其他分子生物学技术。

免疫组化技术是用已知抗体或抗原在组织切片上检测组织和细胞中

相应未知抗原或抗体的特殊组织化学技术，具有特异性强、敏感性高的特点，已经成为目前最重要的常规技术。比如 Ki-67 是细胞增殖的一种标记，阳性率越高，表示肿瘤增殖速度越快，恶性程度越高。CD15 是一种细胞黏附分子，被认为是霍奇金淋巴瘤的重要标志物。再比如乳腺癌患者的雌激素受体（ER）、孕激素受体（PR）检测，阳性率越高，说明肿瘤对内分泌治疗越有效，预后越好。

染色体分析：染色体是贮存和传递 DNA 的载体，异基因造血干细胞移植的患者需要定期检查染色体能够动态监测造血干细胞移植后的情况，可以判断白血病复发的来源。

荧光原位杂交（FISH）技术是一种直接与荧光素结合或间接法用生物素、地高辛等标记的寡聚核苷酸探针与变性后的染色体、细胞进行杂交，通过免疫荧光系统检测对待测 DNA 进行定性、定量分析的分子遗传学实验技术。主要应用于慢性粒细胞白血病和乳腺癌、卵巢癌、子宫内膜癌、胃癌等实体瘤检测。

08 肿瘤标志物如何成为医生查找肿瘤来源的"好帮手"？

肿瘤标志物存在于肿瘤细胞内，由肿瘤细胞产生和分泌，或是被释放的肿瘤细胞结构的一部分，它经常被释放至血清或其他体液中，在一定程度上反映体内肿瘤存在情况。肿瘤标志物主要分为体液肿瘤标志物和组织细胞肿瘤标志物。

肺癌是全世界癌症死因居首位的癌肿，CK19 是一种酸性胞浆蛋白，存在于包括肺癌在内的上皮肿瘤细胞的胞浆中，而 CYFRA 21-1 是 CK19 片段，肺癌患者血清检测 CK19 和 CYFRA 21-1 均可升高，在鳞癌和腺癌中 CYFRA 21-1 升高会更显著。胃癌的发病率在我国位居癌症发病第二位。CEA 是公认的消化道肿瘤标志物，但在原发性胃癌检测阳性率仅有 25%，若胃癌发生转移时其阳性率则会明显升高，可以作为胃癌疗效及判断有无转移复发的重要指标。CA724 则是胃癌首选肿瘤标志物，其敏感性约为 40%~45%，为了提高胃癌诊断的敏感度，需要 CEA 和 CA724 联合检测。AFP 是肝癌早期诊断最敏感的肿瘤标志物，该指标如果明显升高持续 1 月以上应高度警惕肝癌，及时就医，但需除外妊娠、活动性肝病与生殖腺胚胎性肿瘤。乳腺癌是我国女性最常见的恶性肿瘤之一，发病率是女性恶性肿瘤的首位。CA15-3 是目前公认的乳腺癌较为特异的肿瘤标志物之一，是监测乳腺癌复发和转移的重要指标，同时检测 CEA 和 CA15-3 可增加乳腺癌检测的灵敏度。卵巢癌是我国女性生殖系统最常见的恶性肿瘤之一。CA125 是卵巢癌的首选标志物，对于卵巢癌的早期发现、疗效评价和预后转归具有指导意义。人附睾蛋白 4（HE4）在卵巢癌中具有高表达性，对于鉴别良恶性肿瘤方面，其特异性高于CA125，有助于卵巢癌的诊断及疗效监测。

09 肿瘤标志物高就是肿瘤复发或者得恶性肿瘤吗？

肿瘤标志物升高不能断定就一定是肿瘤，许多因素都可能引起肿瘤标志物升高，包括一些良性疾病如慢性肝病、慢性肾病、胆石症、糖尿病以及有些药物等，甚至抽血、标本保存不当等因素也可能引起一些肿瘤标志物升高。生物学因素对肿瘤标志物的影响：随年龄的增长 PSA 升高；老年人 CA199、CA153、CEA 等可升高。部分妇女在月经期 CA125 和 CA199 可升高。在妊娠期甲胎蛋白（AFP）和 CA125 等明显升高。某些长期抽烟者中可见 CEA 升高。因此，患有其他疾病甚至正常人也都可能出现肿瘤标志物升高的情况，也许过一段时间再复查又正常了。如果发现肿瘤标志物升高不要过于紧张，要到医院找专科医生进行咨询，排除一些影响检测结果因素后，决定是否隔2~4周再检测或在医生的指导下做进一步检查，找出肿瘤标志物升高的原因。体检时受检者肿瘤标志物高不一定有肿瘤，其意义在于提示。肿瘤标志物检测只能是一种辅助手段，还需依靠现代医学影像（内窥镜）学、细胞病理学和检验医学及临床医师等的互相配合。肿瘤标志物轻度升高（超过正常参考值不是太多），发生肿瘤的可能性比较低，可考虑进一步检查或动态观察。中重度升高或多项指标持续升高，肿瘤发生的可能性较高，需尽快做医学影像学和细胞病理学的检查。

同样，肿瘤标志物阴性也不能完全排除相关肿瘤。例如在肝癌患者中，肝癌标志物甲胎蛋白（AFP）的阳性率仅有79%~90%，也就是说还有10%~30%的原发性肝癌患者AFP是正常或只有轻度升高，受检者也要注意。同时不同医院的机器检测的肿瘤标志物的正常参考范围也有所不同，故建议最好在同一家资质较高的医院进行定期检查监测。

⑩ 肿瘤患者都要做基因检测吗？

恶性肿瘤的治疗进入了精准治疗时代，除了化疗药物，分子靶向药物及免疫治疗药物也成为恶性肿瘤治疗的重要手段。相比较传统的化疗药物，分子靶向药物能够更加精准地作用于肿瘤细胞，而对正常组织细胞损伤较小。"工欲善其事、必先利其器"，精准治疗的前提是需要精准诊断为基础，而越来越普及的基因检测被认为是精准医学的核心。

基因检测是通过肿瘤组织、血液、其他体液或细胞对肿瘤DNA进行检测的技术，通过该技术可以发现肿瘤患者是否存在基因突变。比如肺癌按细胞病理学可分为小细胞肺癌和非小细胞肺癌，传统化疗根据这两大类区别不同化疗方案。但如果进行基因检测我们会发现，同样是非小细胞肺癌，其中超过 50% 患者存在有驱动基因改变，针对不同驱动基因可以选择相对应的分子靶向药物治疗。目前基因检测还可应用于除肺癌外的其他实体肿瘤，但仍有部分恶性肿瘤通过基因检测找不到关键靶点，又或是找到了靶点但相对应的靶向药物尚在研究阶段。所以，基因检测引领的精准医学还在发展阶段，有许多问题仍待完善解决。目前并非所有癌症患者都需要进行基因检测。对于是否进行基因检测，患者应根据医务人员的专业建议来做出选择。

第三章
恶性肿瘤内科治疗前准备

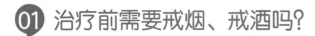

01 治疗前需要戒烟、戒酒吗?

烟草、酒精是恶性肿瘤常见的致病因素,也是肺癌、胃癌、食管癌、结肠癌、膀胱癌等恶性肿瘤的主要危险因素。戒除烟酒是防癌治癌的首要举措,治疗中不戒除烟酒,也会影响药物吸收和疗效,对肿瘤患者的康复产生不利的影响。

02 治疗前患者需要做哪些准备?

患者在治疗前需要对自身身体条件进行基本评估,对治疗过程中可能出现的不良反应有一定的了解,以便提早做好准备。有些患者接受治疗后会出现恶心呕吐、食欲不振、腹泻便秘等不适,治疗前可适当加强营养,多吃些肉类、蛋类、奶制品等高蛋白的食物,给身体储备好足够的能量和营养,这样才可以将自己的身体调整到最佳的状态,增强对肿瘤治疗的承受能力。同时准备一些富含维生素和膳食纤维、易消化的食物以便治疗后补充能量,帮助消化功能恢复,必要时准备一些自己常用的缓解肿瘤治疗后不良反应的药物。

03 治疗前常规检查有哪些?

肿瘤内科治疗是一种综合性、系统性的治疗过程,在决定进行肿瘤内科治疗前,医生会根据患者情况进行相应的检查。一般需要排除相应的禁忌才能进行抗肿瘤治疗。治疗前常规检查有血常规,如果贫血比较重，白细胞、中性粒细胞下降明显、血小板降低比较多的情况下，医生一般建议予升白细胞、血小板治疗，严重者需要输血后再进行抗肿瘤治疗。另外，还要完善肝、肾功能检查，如果有肝、肾功能不全情况，一般予保肝、护肾治疗后再行抗肿瘤治疗，或者将抗癌药物剂量根据肾功能情况做出相应调整。有些抗癌药物具有心脏毒性，需要检查心肌酶谱、凝血功能、BNP 等，并完善心电图、心超检查，如果患者本身有心功能不全的情况，也需要考虑更换抗癌方案或者先治疗心脏病变，再进一步抗肿瘤治疗。此外，治疗前及治疗期间需要定期进行肿瘤标志物检查和CT、MRI、PET/CT 等影像学检查，用来评估疗效。

04 治疗前体力状况评分是什么？

临床上肿瘤内科治疗前通常需要进行功能状态评估。功能状态评估采用 PS 评分，又叫体力状况评分，是从患者的体力来了解其一般健康状况和对治疗耐受能力。根据日常生活能力由好到坏分为 5 个等级，其评分标准如下。0 分：活动能力完全正常，与起病前活动能力无任何差异。1 分：能自由走动及从事轻体力活动，包括一般家务或办公室工作，但不能从事较重的体力活动。2 分：能自由走动及生活自理，但已丧失工作能力，日间不少于一半日间时间可以起床活动。3 分：生活仅能部分自理，日间一半以上时间卧床或坐轮椅。4 分：卧床不起，生活不能自理。5 分：死亡。一般认为 PS 评估在 3、4 分的患者可能无法耐受全身化疗。

05 治疗前饮食有哪些注意事项？

肿瘤内科治疗后许多患者会出现不同表现的不良反应。例如化疗后会出现恶心、呕吐、腹胀、腹泻、便秘、食欲减退等消化系统不良反应。所以，治疗前了解一些饮食相关注意事项会有利于减轻治疗过程中和治疗后的不适感。治疗前不宜暴饮暴食，也不宜进食油腻辛辣食品，宜进食清淡易消化食物，如新鲜蔬菜、蛋类、豆制品等。戒除烟酒、健康饮食、增加营养、增强抵抗力对肿瘤患者抗癌治疗裨益颇多。

06 治疗前患者及家属的心理准备重要吗?

据相关研究，肿瘤患者在承受躯体痛苦的同时，约三成以上患者有明显的心理障碍，主要表现为抑郁、焦虑、恐惧、愤怒、厌恶以及反感等负面情绪，可能影响正常生活质量和治疗的顺利进行。也有些患者在临近治疗时还没做好适当的心理准备。肿瘤患者的心理干预在医学领域受到越来越多的重视，对肿瘤患者进行心理干预，可使肿瘤患者了解抗癌治疗的必要性和重要性，增强其战胜疾病的信心。

肿瘤患者和(或)家属在肿瘤治疗前需要配合医护人员完成相关检查，通过医护人员的病情介绍，了解肿瘤病情、严重程度及预后，还有后续治疗方案、治疗前的准备措施、治疗时间的安排、肿瘤治疗可能出现的不良反应，扭转"癌症就是绝症"的悲观情绪，相信保持健康乐观的心态、配合科学正规的治疗才是战胜病魔的正确途径。

07 化疗前外周静脉留置好还是深静脉留置好?

大部分化疗药物需要通过静脉注入人体中，以达到杀灭癌细胞的作用，但由于化疗药物的刺激性较大，且长期化疗药物经外周静脉输液会使血管管壁变硬、变脆，造成血管疼痛、局部肿胀，甚至化疗药物渗漏导致局部组织坏死。所以，如果长期接受化疗且血管条件不佳患者，建议深静脉置管，可避免化疗药物对外周静脉的刺激损伤，减轻患者反复穿刺输液的痛苦，减少液体外渗发生率；但需要注意，深静脉留置管需要定期护理，避免滋生细菌，造成感染，也要注意避免血栓形成。

08 女性患者月经期能否进行化疗？

未绝经女性肿瘤患者，在月经期间能否化疗成为困扰女性患者的问题。一般来说，月经来潮并非化疗的禁忌证。平时月经规则，月经量适中，月经期间并无不适，一般可以进行化疗，但如果平时月经不规则，月经量过多，甚至引起贫血，建议暂停或推迟化疗。一般女性患者在月经期间会有免疫力下降，此时化疗需要更加注意营养的均衡摄入。尽量选择清淡易消化的饮食，避免食用生冷、辛辣等刺激性食物，避免痛经或加重子宫出血。注意充分休息，保证充足的睡眠，同时注重个人清洁卫生，避免发生感染。

第四章
恶性肿瘤内科治疗中常见问题

01 恶性肿瘤内科常用的治疗手段有哪些?

恶性肿瘤治疗手段主要有外科手术和内科治疗。内科治疗又包括放疗、化疗、内分泌治疗、生物靶向治疗和免疫治疗等。其中,放疗属于局部治疗手段,能清除或杀灭局部肿瘤细胞;而化疗、内分泌治疗、生物靶向治疗和免疫治疗等属于全身治疗手段,适用于具有远处转移高风险或已出现远处转移的患者。

目前,恶性肿瘤治疗已进入综合治疗时代。如乳腺癌,可使用手术、放疗、化疗、内分泌治疗和生物靶向治疗等;肺癌可使用手术、放疗、化疗、生物靶向治疗和免疫治疗等多手段综合治疗模式,可明显降低复发和转移风险,从而提高生活质量、生存率和治愈率。

02 什么是化疗? 化疗是如何进行的?

化疗是通过化学药物杀死肿瘤细胞、抑制肿瘤细胞的生长繁殖和促进肿瘤细胞分化等方式来控制肿瘤发生发展,达到控制或治愈肿瘤的目的。

根据作用部位,化疗可以分为全身化疗和局部化疗。一般情况下,全身化疗大部分通过静脉输注、小部分通过口服等给药方式,化疗药物随着血液循环遍布全身的绝大部分器官和组织,达到杀伤肿瘤细胞的目的。局部化疗可以选择血管介入、腔内灌注等给药方式,达到控制肿瘤局部进展的目的。根据疾病发展的不同时期,化疗分为手术前的新辅助化疗,手术后的辅助化疗;对于不可手术的晚期患者,可以选择一线治疗、二线治疗或者姑息治疗等方式。

化疗周期是根据药物半衰期、不良反应的持续以及肿瘤倍增时间来制订的，通常从注射化疗药物的第 1 天算起，到第 21 天或第 28 天，即 3~4 周称为一个周期。在一个周期中，不是每天都用化疗药，通常是第 1~2 周用药，第 3~4 周休息。这样做的目的是让身体通过短时间的休息调整，恢复或重建机体免疫功能，使得各脏器功能得到充分调理。当然，根据疾病特点和化疗药物的作用机制及骨髓抑制的时间较长等，也有 2 周、3 周等不同的周期。

03 什么是辅助化疗，什么是新辅助化疗，什么是姑息化疗？

辅助化疗对降低肿瘤复发转移率、延长患者生存期有着非常重要的意义。实体瘤的治疗主要以手术为主，但很多肿瘤即使做了根治性切除，仍有部分患者会出现复发或转移。目前研究认为，在原发肿瘤未切除前，瘤细胞可能已经随血流分布于全身，其中大多数被机体免疫防御功能所消灭，但仍有少数残留于体内，在一定环境条件下重新生长，成为复发的根源。因此在手术或放疗清除局部病灶后，若配合全身化疗，可以在瘤负荷很小的情况下，尽可能多地消灭体内残存的肿瘤细胞，以减少复发，提高治愈率，延长生存期。

新辅助化疗是指对于所有术后有可能需要辅助化疗的患者，把术后化疗提到手术之前来。新辅助化疗的意义在于：①最大限度地杀灭肿瘤细胞，使肿瘤体积缩小，临床期别降低，从而增加手术切除或根治性切除的机会，并最大程度地保留肿瘤周围正常组织；②杀灭手术野以外的亚临床病灶，预防手术操作可能引起的肿瘤播散；③结合疗效评估，获得肿瘤体内药敏的初始资料，为术后选择辅助化疗方案提供依据；④肿瘤对新辅助化疗的反应也可作为判断患者预后的指标。

姑息化疗是指对于手术后复发、转移或不能切除的肿瘤患者进行的化疗，化疗的目的多是使肿瘤缩小、稳定，以达到延长生存期和提高生活质量的目的。

04 常见抗肿瘤药物有哪些?

目前，临床常见的抗肿瘤药物约上百种，大致可分为以下 7 类：细胞毒类药物、激素类药物、生物反应调节剂、单克隆抗体药物、免疫检查点抑制剂、其他类药物、辅助药等。

细胞毒类药物

（1）作用于 DNA 化学结构的药物，①烷化剂和氮芥类（如：氮芥、苯丁酸氮芥、环磷酰胺、异环磷酰胺、美法仑等）、塞替派类（如：塞替派等）、亚硝尿类（如：卡莫司汀、司莫司汀等）和甲基磺酸酯类（如：白消安等）；②铂类化合物（如：顺铂、卡铂和奥沙利铂等）；③丝裂霉素（如：丝裂霉素等）。

（2）影响核酸合成的药物，①二氢叶酸还原酶抑制剂（如：甲氨蝶呤、培美曲塞等）；②胸腺核苷合成酶抑制剂（如：5-FU、FT-207、卡培他滨等）；③嘌呤核苷酸合成酶抑制剂（如：6-巯基嘌呤、6-TG 等）；④核苷酸还原酶抑制剂（如：羟基脲等）；⑤ DNA 多聚酶抑制剂（如：阿糖胞苷、吉西他滨等）。

（3）作用于核酸转录的药物，选择性作用于 DNA 模板，抑制 DNA 依赖的 RNA 聚合酶，从而抑制 RNA 合成的药物（如：放线菌素 D、柔红霉素、阿霉素、表阿霉素、阿克拉霉素、光辉霉素等）。

（4）作用于 DNA 复制的拓扑异构酶 I 抑制剂（如：伊立替康、拓扑替康、羟基喜树碱等）。

（5）主要作用于有丝分裂M期干扰微管蛋白合成的药物（如：紫杉醇、多西他赛、长春花碱、去甲长春花碱、鬼臼碱类、高三尖杉酯碱等）。

（6）其他细胞毒药（如：门冬酰胺酶）。

激素类药物

包括①抗雌激素（如：三苯氧胺、托瑞米芬、依西美坦等）；②芳香化酶抑制剂（如：氨苯乙哌啶酮、福美坦、来曲唑、阿那曲唑等）；③孕激素（如：甲孕酮、甲地孕酮等）；④性激素（如：甲基睾丸酮、丙酸睾丸酮、己烯雌酚等）；⑤抗雄激素（如：氟它氨等）；⑥ RH-LH 激动剂 / 拮抗剂（如：戈舍瑞林、醋酸亮丙瑞林等）。

生物反应调节剂

主要通过机体免疫功能抑制肿瘤，包括①干扰素；②白细胞介素 -2；③胸腺肽类。

单克隆抗体药物

如：利妥昔单抗、曲妥珠单抗、贝伐珠单抗等。

免疫检查点抑制剂

如：帕姆单抗、信迪利单抗、特瑞普利单抗、阿特珠单抗等。

其他类药物

包括①细胞分化诱导剂（如：维甲类、亚砷酸等）；②细胞凋亡诱导剂；③新生血管生成抑制剂（如：恩度）；④表皮生长因子受体抑制剂（如：吉非替尼、厄洛替尼等）；⑤基因治疗；⑥肿瘤疫苗等。

· 辅助药

肿瘤治疗中重要的辅助药物，包括①升血药（如：G-CSF/GM-CSF、IL-11/TPO、EPO 等）；②止呕药（如：恩丹西酮、盐酸格拉司琼等）；③镇痛药（如：阿司匹林、对乙酰氨基酚、可待因、曲马多、吗啡、芬太尼等）；④抑制破骨细胞药（如：帕米磷酸二钠、唑来膦酸钠等）。

05 化疗药物怎么选择?

（1）根据患者的病理诊断和分期。不同病理类型对化疗药物的敏感性不同，不同的病理和分期决定了不同的治疗目的，选择不同的药物和剂量。

（2）根据肿瘤细胞的分裂周期，化疗药物主要分两类，一类叫细胞周期性特异性药物，一类叫细胞周期非特异性药物。这两类药具有各自不同的特点，如能把这两类药进行有机地组合，则作用的效果增强，能对不同周期时段的肿瘤细胞起最大的杀伤作用。

（3）根据患者的身体情况和化疗药物不同的毒性反应来选择药物。

（4）在化疗药物中加入适当的化疗增敏药物和预防化疗不良反应的药物，如止吐药、抗过敏药等。

（5）选择化疗方案的同时还需考虑患者的主观意愿和经济情况。

06 化疗常见不良反应有哪些?

临床使用的抗肿瘤化学治疗药物均有不同程度的毒不良反应，它们在杀伤肿瘤细胞的同时，对人体正常的细胞、组织也有一定程度的损害。

　　根据发生的时间分近期毒性反应和远期毒性反应两种。远期毒性反应主要是生殖功能障碍及致癌作用、致畸作用等。

　　根据毒性反应发生的部位又分为以下几种。

· 局部反应

　　一些刺激性较强的化疗药物在静脉注射时可引起严重的局部反应。

　　（1）静脉炎：表现为所用静脉部位疼痛、发红，有时可见静脉血栓和沿静脉皮肤色素沉着等。

　　（2）局部组织坏死：当刺激性强的药物漏入皮下时可造成局部组织化学性炎症，红肿疼痛甚至组织坏死和溃疡，经久不愈。因此，对于没有禁忌的患者，建议化疗前予深静脉置管，可较好地避免化疗药物导致的静脉炎发生。

· 全身性反应

　　（1）骨髓抑制：大多数化疗药物均有不同程度的骨髓抑制，常为剂量限制性毒性。早期可表现为白细胞尤其是粒细胞减少，严重者血小板、红细胞均可降低，不同的药物对骨髓抑制作用的强弱、快慢和长短不同，所以反应程度也不同，同时患者还可有疲乏无力、抵抗力下降、易感染、发热、出血等表现。

　　（2）胃肠毒性：表现为口干、食欲不振、恶心、呕吐，有时可出现口腔黏膜炎或溃疡。便秘、麻痹性肠梗阻、腹泻、胃肠出血及腹痛也可见到。

　　（3）肾毒性：主要表现为肾小管上皮细胞急性坏死、变性、间质水肿、肾小管扩张，严重时出现肾功衰竭。患者可出现腰痛或血尿、水肿、小便化验异常等。

　　（4）肝损伤：可以是急性而短暂的肝损害，包括坏死、炎症，也可能由于长期用药引起慢性肝损伤，如纤维化、脂肪性变、肉芽肿形成、嗜酸粒细胞浸润等。临床可表现为肝功能检查异常、肝区疼痛、肝大、黄疸等。

（5）心脏毒性：临床可表现为心律失常、心力衰竭、心肌病综合征（患者表现为无力、活动性呼吸困难，发作性夜间呼吸困难，心力衰竭时可有脉快、呼吸快、肝大、心脏扩大、肺水肿、水肿和胸水等），心电图出现异常。

（6）肺毒性：少数化疗药物可引起肺毒性，表现为肺间质性炎症和肺纤维化。临床可表现为发热、干咳、气急、胸闷、低氧血症等。

（7）神经毒性：部分化疗药物可引起周围神经炎，表现为指（趾）麻木、腱反射消失，感觉异常，有时还可发生便秘或麻痹性肠梗阻。有些药物可产生中枢神经毒性，主要表现为感觉异常、振动感减弱、肢体麻木、刺痛、步态失调、共济失调、嗜睡、精神异常等。

（8）脱发：化疗药物可导致毛囊损伤，引起不同程度的脱发，脱发的程度可能与药物的浓度和剂量有关。

（9）其他：如听力减退、皮疹、面部或皮肤潮红、指甲变形、骨质疏松、膀胱及尿道刺激征、不育症、闭经、性功能障碍、男性乳腺增大等也可由部分化疗药物引起。

07 化疗期间如何预防恶心呕吐？

化疗相关恶心和呕吐（CINV）的本质是中枢神经系统的信号引起胃肠道症状；涉及的神经递质及其相关受体包括 5- 羟色胺受体（以 5-HT3 受体最重要）、P 物质和神经激肽 -1（NK1）受体以及多巴胺和多巴胺受体。

化疗药物和组合可分为轻微、低度、中度（MEC）或高度（HEC）致吐性，根据致吐的类别决定不同的止吐策略。常见的中高度致吐性的药物包括：铂类（顺铂、卡铂、奥沙利铂等），蒽环类（米托蒽醌、表柔比星、伊达比星等），烷化剂类（氮芥、环磷酰胺、异环磷酰胺等），还有替莫唑胺胶囊及克唑替尼、奥拉帕利、卡博替尼等口服化疗和靶向药物。

用于预防 CINV 的药物包括：①糖皮质激素：最常用的是地塞米松，各国指南推荐地塞米松与其他药物联合用于一线治疗，地塞米松不应与大多数免疫治疗和细胞治疗同时使用，可能会降低其疗效。② 5-HT3 受体拮抗剂：被推荐用于 CINV 的一线预防用药。第一代 5-HT3 RA 包括昂丹司琼、多拉司琼、格拉司琼和托烷司琼。在临床试验中，5-HT3 RA 在预防急性 CINV 方面表现出极好的效果。③ NK1 受体拮抗剂：NK1 受体拮抗剂（NK1 RAs）通过阻断 NK1 受体降低 P 物质的活性，NK1 受体主要作用于迟发性 CINV，对于有高危风险因素的患者，建议将 NK1 RA 与地塞米松和 5-HT3 RA 联合作为预防 HEC 和 MEC CINV 的一线治疗。代表药物有阿瑞匹坦、罗拉匹坦、福沙匹坦等。④非典型抗精神病药，可抑制 5-HT2、5-HT3 和多巴胺受体，从而产生止吐作用。代表药物有奥氮平、米氮平。

08 化疗期间饮食需要注意什么？

在化疗期间，杀伤肿瘤的同时，患者的正常组织往往也会受到损害。因此，合理的饮食和营养支持能最大程度地减轻化疗相关不良反应，促进患者体能的恢复，并保证后续治疗的顺利进行。

化疗期间应安排合理均衡的饮食。包括：①食物要多样化，多吃高蛋白、富含维生素、少油腻、易消化的食物，多进食新鲜蔬菜、水果，不吃或尽量少吃熏、烤、炸、腌制食品，注意荤素、粗细搭配，以保证均衡的营养，防止腹泻、腹胀和便秘；②为防止或减轻化疗引起的白细胞、血小板下降、贫血等，注意多进食蛋白质及补血食物，如鸡、鸭、鱼、瘦肉、菠菜、红枣、花生等；多进食香菇、蘑菇、木耳等菌菇类食物亦有助于提高免疫功能。③可通过经常更换食谱、改变烹饪方法、少食多餐等方式增加患者食欲，也可通过各种药膳、中药食补等防止食欲不振、恶心呕吐等反应。

09 加强肿瘤患者营养支持治疗会让肿瘤越长越大吗？

在肿瘤患者中，营养不良的发生率是非常高的，特别是食管癌、胃癌、肠癌等消化道肿瘤患者中，营养不良率高达 70%~80%。

首先，我们要知道，肿瘤细胞是"饿"不死的，跟人体正常的细胞、组织相比，肿瘤细胞争夺营养的能力是非常强大的。即使是在肿瘤晚期，肿瘤仍会以糖酵解形式消耗机体的骨骼肌获得营养。也就是说，肿瘤细胞不会因为患者摄入少就停止生长；而患者如果不及时摄入充足的营养，会影响正常组织、细胞的生长和机体的免疫功能，导致对放化疗等积极治疗的耐受性下降，容易出现相关并发症，最终导致预后变差，影响生存期。

因此，对肿瘤患者而言，担心加强营养会促进肿瘤生长是没有必要的，更应该关注的是营养不良的问题。

10 化疗药物出现渗漏怎么办？

化疗药物外渗是指化疗药物漏出或渗入皮下组织，引起组织反应，注射部位可出现较为严重溃疡甚至坏死，栓塞性静脉炎、瘢痕形成和疼挛造成相应肢体出现神经损伤和关节功能丧失的组织萎缩。根据局部组织产生损害的程度分为3类，发疱性药物（重度）、刺激性药物（中度）、非发疱性药物（轻度）。

化疗药物外渗后主要表现为：①疼痛：烧灼样疼痛、刺痛；②局部皮肤发红、肿胀、红斑、皮下硬结，严重可形成溃疡、水疱、皮肤剥脱、甚至皮下组织坏死。

避免化疗药物的渗漏关键还是在预防。预防措施包括：①对于刺激性大的药物，建立中心静脉通路，这样能确保静脉通路末端在血管内，减轻对浅表静脉的刺激，减少渗漏的发生；②化疗药物前后用生理盐水或葡萄糖注射液冲洗管路，如果为多种药物联合使用，先注入刺激性小或浓度低的药物；③对于腋窝、胸壁手术、上腔静脉压迫综合征或者局部有肿胀的患者，尽量避免患肢静脉给药；④做好患者宣教，输注化疗药物时尽量减少患肢活动，如果出现注射部位疼痛、肿胀、输液不畅的情况及时告知护士。

如果发生了化疗药物外渗，按以下原则处理。

（1）非发疱性化疗药物外渗可按化学性静脉炎处理，冰袋冷敷防止药物扩散，局部可使用激素软膏或多磺酸粘多糖乳膏。

（2）发疱性或刺激性强的化疗药物外渗：①立即停止输注化疗药物，保留针头和静脉导管者必要时可拍胸部X线片确认渗漏原因和范围。②从原静脉通路抽吸出残留的药物，并从原静脉通路注入解毒剂加利多卡因进行局部环形封闭；若无解毒剂，立即拔去针头，用2%利多卡因5ml+地塞米松针5mg+生理盐水10ml进行局部环形封闭。③持续局部冰敷12~24小时，及时更换冰袋，局部可涂激素软膏，24小时后可涂多磺酸粘多糖乳膏或50%硫酸镁溶液湿热敷。④抬高患肢，减轻水肿。⑤若出现溃疡、坏死，必要时请外科介入处理。⑥一些特殊的化疗药物外渗有特殊的处理方法，比如奥沙利铂外渗一周内禁止冷敷以避免触发其神经毒性反应；蒽环类外渗时不宜使用激素类软膏，以免加重其皮肤毒性；植物碱类外渗亦不宜使用冷敷和激素类软膏。

⑪ 什么是内分泌治疗？

内分泌治疗又称激素治疗。激素是由机体内分泌细胞产生的一类化学物质，其随血液循环到全身，可对特定的组织或细胞（称为靶组织或靶细胞）发挥特殊的作用。主要作用为：①调节机体的新陈代谢过程；②调节细胞外液的量和组成成分，保持机体内环境理化因素的动态平衡；③调节控制机体的生长、发育和生殖功能；④增强机体的应激能力，使机体能够抵抗有害刺激及适应环境的急骤变化。

在临床上内分泌治疗又包括外科治疗、放射治疗及药物治疗这三种方式。外科治疗是手术切除卵巢、肾上腺、脑垂体等内分泌腺体。放射治疗是指用放射线照射破坏内分泌腺体；药物治疗是指补充某些激素（替代治疗）、用药物消除某些激素（消除治疗）及用某些药物抵消某种激素的效应（抵抗治疗）。

⑫ 哪些患者适合内分泌治疗？

认识到一些肿瘤的发生与发展与激素失调有关，治疗中可应用一些激素或抗激素类物质以使肿瘤生长所依赖的条件发生变化，从而抑制肿瘤的生长。由于激素可选择性地作用于相应的肿瘤组织，对正常组织不会产生抑制作用，因而不会引起骨髓抑制。

临床上应用较多的激素药物治疗方案有：①采用甲状腺素抑制促甲状腺素的分泌以治疗甲状腺癌。②采用性激素（包括雌激素、孕激素、雄激素）及抗性激素药物（如三苯氧胺）治疗乳腺癌。③采用药物去势或抗雄激素药物治疗前列腺癌。④采用孕激素或者雌激素受体的拮抗剂治疗子宫内膜癌。⑤采用肾上腺皮质激素与化疗联合应用以增强化疗作用，降低不良反应。

⑬ 什么是靶向治疗？

肿瘤分子靶向治疗是指利用肿瘤细胞与正常细胞分子之间生物学的差异，以肿瘤的原癌基因产物或其信号传导通路为治疗的靶点，通过单克隆抗体或酶抑制剂来阻断信号传导通路，从而达到抑制肿瘤生长的目的。分子靶向治疗药物分为针对特定细胞标志物的单克隆抗体（曲妥珠单抗、利妥昔单抗、西妥昔单抗等）、信号传导抑制剂（EGFR 抑制剂如吉非替尼、厄洛替尼等）、抗血管形成药物（贝伐珠单抗、恩度等）和针对某些细胞遗传学标志或癌基因产物的药物。

⑭ 靶向治疗与化疗有何不同？

靶向治疗与化疗是有明显区别的。首先，抗肿瘤作用的机制不一样。靶向药物主要作用于肿瘤细胞的特异性靶点，针对性强，对肿瘤细胞有选择性杀伤作用。化疗药物主要是细胞毒性的作用，为非选择性杀伤作用，对肿瘤细胞以及正常细胞均有杀伤作用。其次，不良反应也有一定区别，一般来说，靶向药物不良反应低于化疗药物。

15 靶向治疗常见不良反应有哪些？

靶向药物可对肿瘤细胞实施精准治疗，但也有一定的不良反应：①过敏反应，一般为急性反应，多发生于首次用药时；②皮肤毒性，较为常见，表现为皮肤瘙痒、皮疹、口腔黏膜溃疡、甲沟炎等；③消化道反应，表现为食欲减退，恶心呕吐，腹痛腹泻腹胀，严重者导致脱水、电解质紊乱等；④心脏毒性，表现为心肌缺血、心肌梗死、高血压、左室射血分数减低等，如阿帕替尼用药中注意血压、尿蛋白监测，曲妥珠单抗用药中监测左室射血分数；⑤肺毒性，表现为间质性肺炎、肺动脉高压、肺出血等；⑥肝损害，包括转氨酶升高、乙肝病毒激活等，在利妥昔单抗的治疗中应尤其重视乙肝病毒的激活。

当出现不良反应后需根据症状严重程度给予相应治疗，一般轻度的反应，经对症处理好转后可继续实施靶向治疗，但不良反应比较严重且经对症处理无好转者，需暂时停用靶向治疗，待评估病情后再决定是否继续使用。

16 靶向药物的服用时间有严格限制吗？

不同靶向药物的服用方法存在差异，部分靶向药物的服用、吸收以及不良反应与饮食相关。大多数的靶向药物都是建议空腹或餐后 2 小时服用的，这是由药物的代谢途径和药代动力学决定的，目的是使靶向药物发挥最大的效力。服药的方式推荐：200ml 左右的温开水送服。

不同靶向药物的服用时间分以下几种。①空腹服药：一般指餐前 1 小时或餐后 2 小时，完全的空腹服药是指清晨空腹将药服下，此时胃和小肠内的食物经过一夜的消化已基本不存在，而且此时药物在胃内刺激胃液分泌，引起胃的蠕动。胃黏膜供血多，具备使药物充分吸收的条件，能快速地发挥效能。②餐前服药：一般指吃饭前 30 分钟服药，一般对胃无刺激性或刺激性小的药物或需要作用于胃部的药物需要餐前服用。③餐时服药：药物与食物同服，目的是为了提高生物利用度，提高疗效。④餐后服药：吃饭后 30~60 分钟服药。减少药物对胃黏膜的刺激或药物需要缓慢均匀地到达肠道被吸收。因此，具体服用时间根据不同的药物有所差异，应遵照说明书使用。

⑰ 靶向药物漏服怎么办？

靶向药物服药要遵循定时、定量的原则。突然增量或减量都会导致血药浓度产生波动，除了可能影响药效，还可能导致耐药性的提早出现，甚至会出现严重的不良反应。因此，应尽可能避免突然加量或漏服，当然，偶尔一两次漏服并不会对药效产生太大的影响。

若真的出现漏服，不同药物的补服原则是不同的，不可盲目补服。有的药物毒不良反应较大，或药物说明书中明确提示漏服后不能补服，则不要补服，以免引起或加重不良反应；而有的药物发现漏服时间较早，如在吃药间隔时间的 1/2 内，可以按量补服，接下来仍可以按照正常间隔时间服药；如果已经超过服药间隔 1/2 的时间，则不需要补服，下次按时服药即可。

⑱ 服用靶向药物期间饮食需要注意什么？

大部分靶向药物是通过酶进行代谢的，人体最主要的药物代谢酶是 CYP3A4。西柚、石榴、阳桃中的柚苷、呋喃香豆素类和类黄酮化合物柑橘素等成分，能抑制 CYP3A4 酶的活性，从而干扰人体对靶向药的吸收利用，影响药效。因此，服用靶向药期间不宜同服这些水果。

与西柚相反，有些药物成分如糖皮质激素、利福平、异烟肼、苯妥英、卡马西平、巴比妥类、圣约翰草等，则能够诱导 CYP3A4 酶的产生，导致 CYP3A4 酶含量过高，靶向药代谢速度过快，药物在体内的停留时间过短、浓度过低、使得药效大大减低。因此，服用靶向药物期间，应尽量避免同服以上药物；若确实需要使用以上药物，则建议两药的服用时间至少间隔 2 小时。

⑲ 靶向药物耐药怎么办？

靶向药物耐药是指在接受一段时间初始治疗后发现肿瘤进展，这时需要考虑靶向药是否产生了耐药。靶向药治疗过程中的耐药几乎不可避免，比如肺癌抗 EGFR 突变的第一代药物吉非替尼出现耐药的时间一般是 10 个月左右，第三代药物奥希替尼出现耐药的时间可能是 18 个月左右。

耐药出现的机制较为复杂，通常来说是由于药物靶点的基因发生变化引起的。因此，出现耐药以后，建议重新进行组织活检，明确肿瘤病理类型是否发生变化，并予基因检测明确基因突变情况。对于组织样本无法获取的患者，也可以通过血液活检或其他体液活检来进行基因检测，根据是否有新的基因突变产生来选择其他的药物进行治疗。

20 口服靶向药物出现的不良反应与疗效有关系吗?

靶向药物的不良反应和疗效没有绝对的关系。服用靶向药物可能出现的不良反应,是存在个体差异的,不能以此来作为判断药物是否有效的依据。判断靶向药物治疗是否有效还是要依据疗效评价标准进行。

临床上有一些服用靶向药物的患者在服药以后没有任何不良反应,但是药物治疗效果却很好,而有些患者在服用靶向药物后出现很严重的反应,如严重的皮疹或者腹泻等消化道症状,但疗效却一般。因此,口服靶向药物出现的不良反应与疗效不一定有关系。

21 抗肿瘤治疗期间为什么要监测乙肝病毒 DNA?

有 HBV 感染血清学证据(HBsAg 阳性或抗 –HBc 阳性)的患者如果接受抗肿瘤(免疫抑制)治疗,则有 HBV 再激活的风险。据报道,在接受标准化疗的 HBsAg 阳性患者中,HBV 再激活率高达 70%。那些感染已缓解(定义为 HBsAg 阴性、抗 –HBc 阳性、HBV DNA 阴性)的患者,再激活风险为 0.3%~9.0%。因此,不管是现有 HBV 感染还是既往感染目前已缓解的患者,在抗肿瘤治疗期间,均建议监测乙肝病毒 DNA。

虽然任何化疗、靶向及免疫治疗等方案都具有导致 HBV 再激活的可能,但再激活风险亦取决于方案的类型。若所用方案包含抗 CD20 单克隆抗体(如利妥昔单抗)和(或)大剂量糖皮质激素时,则引起的风险较高。

22 什么是免疫治疗?

正常情况下,免疫系统可以识别并清除肿瘤微环境中的肿瘤细胞,但为了生存和生长,肿瘤细胞能够采用不同"伪装",使人体的免疫系统受到抑制,不能正常地杀伤肿瘤细胞,从而在抗肿瘤免疫应答的各阶段得以幸存。

肿瘤免疫治疗就是通过重新启动并维持免疫系统,恢复机体正常的抗肿瘤免疫反应,从而控制与清除肿瘤的一种治疗方法。该方法主要通过两种方式对肿瘤细胞进行识别和杀灭:①通过寻找肿瘤细胞特征,激发机体免疫系统杀灭肿瘤细胞;②通过免疫治疗直接杀灭肿瘤细胞。

目前免疫治疗已成为在黑色素瘤,非小细胞肺癌、肾癌和前列腺癌等多种实体瘤的标准治疗方案之一,多个肿瘤免疫治疗药物已经获得国家药品监督管理局批准应用于临床。具体药物包括单克隆抗体类免疫检查点抑制剂、治疗性抗体等。

23 什么是 PD-1/PD-L1 抑制剂?

PD-1 主要在激活的 T 细胞和 B 细胞中表达,功能是抑制细胞的激活,这是免疫系统的一种正常的自稳机制,因为过度的 T/B 细胞激活会引起自身免疫病,所以 PD-1 是我们人体的一道护身符。但是,肿瘤微环境会诱导浸润的 T 细胞高表达 PD-1 分子,肿瘤细胞会高表达 PD-1 的配体 PD-L1 和 PD-L2,导致肿瘤微环境中 PD-1 通路持续激活,T 细胞功能被抑制,无法杀伤肿瘤细胞。

PD-1/PD-L1 抑制剂可阻断 PD-1 和 PD-L1 的结合，上调 T 细胞的生长和增殖，增强 T 细胞对肿瘤细胞的识别，激活其攻击和杀伤功能，通过调动人体自身的免疫功能实现抗肿瘤作用。

目前为止，中国批准上市的 PD-1/PD-L1 抑制剂有纳武利尤单抗（Opdivo）、帕博利珠单抗（Keytruda）、特瑞普利单抗（Toripalimab）、信迪利单抗（Simtilimab）、卡瑞利珠单抗（Camrelizumab）、替雷利珠单抗（Tislelizumab）、派安普利单抗（Penpulimab）、赛帕利单抗（Zimberelimab）、斯鲁利单抗（Serplulimab）、卡度尼利单抗（Cadonilimab）、恩沃利单抗（Envafolimab）。PD-L1 抑制剂有阿替利珠单抗（Atezolizumab）、度伐利尤单抗（Durvalumab）、舒格利单抗（Sugemalimab）、阿得贝利单抗（Adebrelimab）。

㉔ PD-1/PD-L1 抑制剂常见不良反应有哪些？

一般来说，免疫治疗的不良反应小于传统的化疗、放疗，但也有部分较严重的不良反应，如果诊治不及时，甚至危及生命。PD-1/PD-L1 抑制剂最常见的不良反应包括：①皮肤毒性：可表现为皮疹、皮肤瘙痒，大部分皮肤反应属于轻度反应，可不进行治疗或局部外用糖皮质激素、口服抗过敏药物治疗；少部分较严重的皮肤反应如大疱性皮炎需暂停 PD-1 抑制剂，请皮肤科会诊，尽早予口服糖皮质激素治疗，必要时静脉给药治疗。如果 48 小时内恶化，考虑加用免疫抑制剂治疗；②腹泻与结肠炎：根据患者腹泻次数评估分级，给予药物止泻对症治疗，必要时行肠镜检查，如明确结肠炎应暂停 PD-/PD-L1 抗体，立即予糖皮质激素治疗；③肝脏毒性：通常表现为转氨酶或胆红素升高，根据转氨酶或胆红素升高程度进行分级，如出现 2 级肝脏毒性，需暂停 PD-1/PD-L1 抗体，予口服糖皮质激素治疗；④内分泌系统毒性：最常见的包括甲状腺功能亢进、甲状腺功能减退，根据患者甲状腺激素水平及是否有症状，给予对应药物治疗，必要时予糖皮质激素治疗；⑤其他少见不良反应：少见的免疫不良反应包括免疫相关性肺炎、肾炎、免疫性心肌炎等，严重者可危及生命，需要及时就诊并早期干预治疗。

25 如何判断自己是否是 PD-1/PD-L1 抑制剂获益人群？

目前并没有明确的指标可用于提前判断患者对 PD-1/PD-L1 是否有效，但有研究表明，以下指标有助于筛选免疫治疗获益人群：① PD-L1 表达高，PD-L1 表达水平是较公认的判断免疫治疗是否获益的指标；②肿瘤基因突变负荷高（TMB-H），TMB-H 人群无论是否表达 PD-L1，免疫治疗疗效一般较好，但相对于单一 TMB-H 或 PD-L1 阳性，TMB-H 且 PD-L1 表达阳性的患者免疫治疗疗效更优；③肿瘤组织中有大量淋巴细胞浸润，也就是所谓的 TIL 高；④微卫星高度不稳定（MSI-H）或错配修复缺陷（dMMR）；⑤驱动基因阴性、TP53 突变、KRAS 突变、DDR 突变等因素；⑥其他因素包括接受过放疗以及肿瘤体积较小、年龄较轻、身体一般情况较好等。

当然这也不是绝对的，比如有些 PD-L1 高表达的患者疗效不好，而 PD-L1 低表达的患者疗效却很好，可能还跟其他因素有关：①个体差异和肿瘤异质性；② PD-L1 表达检测的敏感性和特异性差异；③ PD-L1 在不同肿瘤部位的表达具有异质性和不稳定性；④除了 PD-L1 还有其他指标也可能影响免疫治疗的疗效。因此，单一的免疫标记物并不能完全有效地预测免疫治疗的疗效，需要多种因素综合分析。

㉖ PD-1/PD-L1 抑制剂治疗多久起效，疗程是多久？

使用 PD-1/PD-L1 抑制剂免疫治疗是通过激活身体的免疫系统来杀灭肿瘤细胞，PD-1/PD-L1 抑制剂起效的时间通常在 1.5~2 个月左右，因此建议患者每 6~9 周复查一次肿瘤部位的 CT 或 MRI，判断肿瘤大小、对比过往情况，从而判断治疗效果。

免疫治疗的疗程目前还没有统一的标准，主要是根据疗效及不良反应这两方面判断。如果疗效比较好，同时不良反应能够耐受，这时可以继续免疫治疗。但是即使满足这两个条件，具体疗程目前还没有定论。现有临床研究多数是采用 1~2 年，具体要根据不同瘤种和患者自身情况，以及进一步临床试验的验证。

㉗ PD-1/PD-L1 抑制剂治疗后肿瘤增大一定是进展吗？

一部分患者在接受 PD-1/PD-L1 抑制剂治疗后出现肿瘤增大甚至出现新发病灶，但继续治疗后肿瘤又开始缩小，初始发生的进展只是假象，这种现象叫"假性进展"。假性进展是一种非典型的免疫治疗反应，实体瘤发生假性进展的概率为 5%~10%，其机制有多种，免疫反应延迟、免疫治疗引发大量免疫细胞和炎性细胞浸润，进一步引起局部显著组织反应等均可能导致。

出现肿瘤增大到底是真正进展还是假性进展，两者在机制、评估标准及预后等方面都有显著不同，主要还是以病理和影像学表现为鉴别诊断依据。若经活检证实为坏死或炎性细胞浸润，随后出现肿瘤负荷减低，则考虑为假性进展。此外，循环肿瘤 DNA（ctDNA）、血清 IL-8 水平等都可以协助判断。

28 什么是药物临床试验？

药物临床试验是指任何在人体（患者或健康志愿者）进行的药物的系统性研究，以证实或发现试验药物的临床、药理和（或）其他药效学方面的作用、不良反应和（或）吸收、分布、代谢及排泄，目的是确定试验药物的安全性和有效性。

药物临床试验一般分为Ⅰ、Ⅱ、Ⅲ、Ⅳ期临床试验，药物生物等效性试验以及人体生物利用度。

Ⅰ期临床试验：初步的临床药理学及人体安全性评价试验。观察人体对于新药的耐受程度和药物代谢动力学，为制定给药方案提供依据。

Ⅱ期临床试验：治疗作用摸索阶段。其目的是摸索药物对目标适应证患者的治疗作用和安全性，也包括为Ⅲ期临床适应试验设计和给药剂量方案的确定提供依据。此阶段的试验设计可以根据具体的试验目的，采用多种形式，包括随机对照临床试验。

Ⅲ期临床试验：治疗作用确证阶段。其目的是进一步验证药物对预期适应证患者的治疗作用和安全性，并为利益与风险关系的评估提供依据，最终为药物注册申请获得标准提供充分的依据。试验一般是有足够样本量的随机盲法对照试验。

Ⅳ期临床试验：新药上市后由申请人自主进行的应用研究阶段。其目的是考察在广泛使用条件下的药物治疗和不良反应：评价在普通或特殊人群中使用的利益与风险关系。

㉙ 哪些患者适合参加临床试验?

目前跟肿瘤相关的临床试验开展的主要目的有 4 个：新的治疗方法，新的诊断方法，预防肿瘤的方法，缓解由肿瘤或治疗引起的不良反应的新方法。

目前研究最多的是与肿瘤治疗相关的新药或老药新适应证的临床试验，适合参加这类临床试验的人群包括对现有的标准治疗方法不耐受、疗效不佳、目前尚缺乏有效的治疗药物和方法的患者。每一项临床试验开始前，研究者会根据研究目的制定详细的研究方案，其中非常重要的内容就是提出能参加这项临床试验的标准，这些标准基于以下一些因素制定，包括年龄、性别、疾病状态、既往病史及其他治疗用药等。其中，允许参加试验的因素称为"纳入标准"，不允许参加试验的因素称为"排除标准"。纳入标准对于一项研究非常重要，既能保证研究达到预先设定的目的，也能保证选择合适的受试者，从而保证受试者的安全。

㉚ 什么是多学科综合治疗（MDT）?

肿瘤的综合治疗需要各学科的参与，即多学科综合治疗协作组（MDT），就是以患者为中心的多学科治疗模式，它是由多个相关科室相互协作，对患者诊疗决策，通过集体讨论的形式来制定最佳治疗方案。实际上，MDT 是一种制度，需要时间固定、地点固定、参与人员也相对固定，对参加讨论的各方意见都要给予综合考虑。目的是从多方面及早发现问题并进行干预，达到治疗的目的，并且需要定期评估治疗效果，调整治疗方案，能更加切合患者的实际，为患者提供个体化的详细的诊疗方案。

㉛ 肿瘤治疗过程中如何进行疗效评价？

目前多采用 RICIST（response evaluation criteria in solid tumors，RECIST）标准：患者必须具有可测量病灶作为判定客观疗效的起始依据，准确测量至少有一个最长径以普通 CT 测量 ≥ 20mm，或螺旋 CT 测量 ≥ 10mm，以上测量数据距开始治疗时间不应超过 4 周，判效时必须以同样测量方法评估，如治疗前用 CT 测量病灶大小，治疗完成后仍用 CT 测量。在具体测量病灶时取最长径（longest diameter，LD），如果有多个病灶应测每个病灶 LD，相加为所有病灶的总和，以此为治疗前的数据，与治疗完成后测的 LD 之和相比，得出缩小百分率。完全缓解（complete response，CR）：所有病灶完全消失。部分缓解（partial response，PR）：可测病灶（LD 的总和）缩小程度为 30% 以上。疾病稳定（stable disease，SD）：未达到 PR（缩小 30%）又未增大到 PD（> 20%）的标准。疾病进展（progressive disease，PD）：病灶 LD 总和至少增大 20% 以上，或出现一个或一个以上的新发病灶。CR，PR，SD 均不得出现新发病灶。对于评定为 PR 或 CR 者，不少于 4 周后进行病灶测量变化的确认，方法与初次评估时相同。

㉜ 什么是药物维持治疗？

维持治疗是指患者完成初始化疗制订的化疗周期数，并达到最大的肿瘤缓解疗效后，继续采用有效的单药化疗或靶向治疗进行延续治疗。在无显著的不良反应的情况下，维持治疗直至某个设定的时间点或是直至出现疾病进展。

维持治疗分为两种，①原药维持治疗：采用初始化疗方案中的一种药物；②换药维持治疗：与初始化疗药物无交叉耐药的另一种药物。所用的维持药物，要具备单药有效、不良反应小、剂量相对较小、使用方便等特点。目前维持治疗的药物包括两类：化疗药物和靶向药物。例如：NCCN 指南推荐晚期非小细胞肺癌一线治疗获益后可以采用培美曲塞或者贝伐珠单抗，或者两药联合维持治疗。

第五章
恶性肿瘤内科治疗后
常见问题

01 出院回家后患者及家属该关注什么？

肿瘤患者在家期间需要关注以下几个方面：疾病、心态及衣食住行。首先是疾病本身，许多药物的不良反应并非治疗时即刻出现，而且疾病也可能出现病情变化。在家期间如有不适，需引起重视，早就诊、早处理。其次为患者的心理健康，恶性肿瘤对于任何人来说都是不小的打击，包括患者家属。在得知患病到接受过程中，大致要经历 5 个阶段：否认与隔绝、愤怒、交涉、抑郁、接受。让患者接受现实的过程中，家属需要做出更多的努力。陪伴患者、倾听患者的苦恼，让患者慢慢地接受病情；此外，家人可以一起做些轻松的运动、听听音乐、看看书都是很好的选择。还需要关注患者的衣食住行，穿衣方面最重要的是保暖，特别是在天气突然变化的季节更要留意，可佩戴口罩，避免感染；饮食方面，以清淡且有营养的食物为主。饮食上可适当增加蛋白质摄入，尤其是富含优质蛋白的食物，如牛奶、鱼类、蛋类可适当增加；住的方面，要保持环境清洁，定期通风，注意阳光充足；环境安静更利于患者休息恢复；出行方面，身体不适时不要随意外出，避免去人多拥挤场所，这样可以减少不必要的碰撞损伤，减少感染风险。

02 化疗后出现发热怎么处理？

患者化疗后在家期间出现发热，首先要排除感染可能，因化疗后有白细胞计数降低风险，患者因抵抗力下降容易合并感染，严重者可危及生命。因此，一旦出现发热，应及时联系主管医生，必要时遵医嘱完善相关检查。此外，肿瘤本身可导致肿瘤热，即一种非感染性原因出现的发热，无须消炎治疗，予退热等对症治疗为主，包括温水擦拭、药物退热等；患者若伴有出汗，需要注意补液及电解质。部分抗肿瘤药物也可能导致发热，建议及时与主管医师沟通，如怀疑为药物热，可停药观察。

03 化疗后白细胞下降怎么处理?

　　白细胞下降是化疗后常见的不良反应，出现的时间与化疗方案、剂量、患者的一般情况及基础疾病等因素相关。住院期间白细胞计数正常也不可以掉以轻心，因为白细胞计数时刻都在变化。在家发现白细胞下降，甚至粒细胞缺乏的情况都是很常见的。最重要的一点就是要引起足够的重视，患者出院回家后需定期复查血常规，及时了解白细胞计数的情况，不能抱有侥幸心理。即使没有不适的情况仍需要定期检查，如发现白细胞计数下降，根据下降的程度予以相应的治疗。轻度的白细胞计数下降可观察或服用口服的升白细胞药物；如发生严重的白细胞计数下降，就需要针剂升白细胞治疗，针剂的主要成分为粒细胞集落刺激因子。若出现Ⅳ度粒细胞缺乏或粒细胞缺乏伴发热，应尽早联系主管医生，必要时需住院治疗。后续抗肿瘤治疗可能需要调整药物剂量，且根据情况需要预防性升白细胞治疗。

04 使用升白细胞针为什么会出现疼痛?

　　医学上白细胞是一个大的范畴，包括中性粒细胞、嗜酸性粒细胞、嗜碱性粒细胞、淋巴细胞和单核细胞。前三种细胞因细胞内包含颗粒，又称粒细胞。我们所说的升白细胞针剂，其主要成分为粒细胞集落刺激因子，作用于骨髓中粒系造血祖细胞，使其增殖、分化，最终的结果是使外周血中性粒细胞计数增加。成年人的粒系造血祖细胞主要位于骨髓的红骨髓里，而红骨髓分布于扁骨、不规则骨及长骨两端。举例来说，像脊柱骨、四肢骨两端都是红骨髓分布区域。而引起疼痛的原因可能包括：骨髓定性和定量扩张、刺激外周神经、促进炎性因子产生、影响骨代谢等病理生理机制。因此，就出现了腰椎、骨盆及四肢等处的疼痛。出现此类不良反应，可遵照医嘱使用一些非甾体类止痛药，通常停用升白针后疼痛可自行消失。

05 化疗后血小板下降怎么处理？

血小板降低是化疗比较常见的不良反应。患者在家期间需观察全身是否有出血症状，如皮肤较易出现瘀青、大便颜色黑、呕血、咯血等情况；另一方面需定期门诊监测血小板计数。根据血小板下降程度，可分为 4 个等级：1 级为 $75{\sim}100\times10^9/L$，2 级为 $50{\sim}75\times10^9/L$，3 级为 $25{\sim}50\times10^9/L$，4 级为 $0{\sim}25\times10^9/L$。随着血小板计数下降，患者出血风险逐渐增高。一般血小板大于 $50\times10^9/L$ 时，可通过口服药物升血小板，定期复查；若小于 $50\times10^9/L$，需针剂药物治疗；若小于 $20\times10^9/L$，出血风险增加，不仅需要药物升血小板，还需通过输血小板使血小板快速升高。在此期间患者应绝对卧床，避免磕碰。

06 为什么有时候不化疗也会出现贫血？

肿瘤患者贫血的原因可分为化疗相关和非化疗相关。化疗相关性贫血主要为化疗损伤造血干细胞，导致造血细胞减少所致。非化疗相关包括以下几种原因。

（1）肿瘤细胞的快速生长需要消耗大量的营养物质，包括糖、蛋白质、脂肪等。营养被大量消耗的情况下，人体正常细胞生长所需的营养物质处于相对不足的情况；再加上很多患者都有进食减少的情况，更加重了营养原材料不足的情况。

（2）肿瘤侵犯骨髓，也就是我们说的肿瘤转移到骨髓去了。肿瘤细胞在骨髓里大量生长，正常的造血细胞生存空间受限，营养缺乏无法正常造血。

（3）造血所需的原材料需经肠道吸收，而某些胃肠道肿瘤可影响肠道吸收功能，影响原材料从肠道进入血液，因为无法被充分利用。

（4）肿瘤生长过快，可导致部分区域血液供应不足，引起坏死出血。另外肿瘤不断侵犯全身组织，若侵犯到血管可导致不同程度的出血，而且肿瘤侵犯所致的血管破损出血不易愈合，导致贫血难以改善。

（5）肿瘤影响到肾脏可导致由肾脏分泌的促红细胞生成素分泌不足。导致肾性贫血。

07 化疗后肝功能不好怎么处理?

化疗药物引起的肝脏损害可能是急性的肝损害，也有可能是长期用药引起的慢性肝损害。肝功能异常时可表现为乏力、食欲下降、全身发黄，实验室指标可表现为转氨酶、胆红素等指标升高。如出现以上情况，需要停用导致肝损害药物。实验室指标异常值在正常值上限 1.5 倍以内，可以口服保肝退黄等药物；如果大于正常值上限的 2.5 倍，则需要静脉药物治疗。同时需注意肝脏基础疾病的治疗，如是否有病毒性肝炎、脂肪肝等可引起转氨酶升高的疾病。若肝功能持续恶化，需评估是否为肿瘤生长造成的肝损害，后续治疗以控制肿瘤为主。另外不要随意服用药物，一定要在正规医院就诊。

08 化疗后肾功能不好怎么处理?

化疗可引起全身很多脏器的损害,肾脏也包含在内。因此,肌酐作为肾脏功能监测的指标应纳入日常监测。一般来说经肾脏代谢的药物均需要注意肾脏损害的问题,患者可以增加饮水,加快药物排泄,减少药物在肾脏停留的时间。此外,不要自行服药,部分药物可导致肾脏排泄减慢,或有直接肾脏损害作用。除了化疗药物,日常比较常见的肾损害药物有非甾体类抗炎药、青霉素、头孢类抗生素、部分中药、造影剂等。出现肌酐升高,表明肾脏损害已经到了一定程度,治疗上需要注意以下几个方面。

(1)寻找原因,中断损害的继续进行。

(2)肌酐升高,水分排泄可出现障碍,饮水或输液过多可增加心肺的压力。尤其是心脏基础功能不佳的老人,极有可能出现心衰的情况,需控制水分的摄入。

(3)注意尿量的情况,尿量减少需及时告知医生,予记24小时尿量,监测肌酐。

(4)减少与人群的接触,避免出现感染的情况。

(5)肾损害特别严重,达到尿毒症水平时,可行血透治疗。部分急性肾功能不全的患者经治疗可恢复正常,慢性肾功能不全急性加重的患者亦可有所恢复。大部分化疗后肾功能损害均为较轻的肾损害,化疗结束后可定期复查肌酐,大部分可自行恢复正常,无须特别担心。

09 在家期间水肿了怎么处理？

若出现不对称性的水肿，比如一条腿比另一条腿更粗，需怀疑是否有静脉血栓。当这种情况出现的时候，千万不要去按摩、热敷或过多地行走，应立即去医院行静脉超声检查。若确诊静脉血栓形成，需卧床休息，予相应的抗凝治疗。

若出现对称性的水肿，需要结合其他症状进行分析。如果水肿＋呼吸困难＋无法躺平，首先考虑心脏问题；如果全身水肿＋小便较前减少，需考虑肾脏功能异常。以上情况也需要及时就医治疗。

10 为什么乙肝患者化疗期间要吃抗病毒药物？

《慢性乙型肝炎防治指南》（2022 版）中指出慢性乙肝感染在化疗或免疫抑制剂治疗过程中，有 20%~30% 患者可出现乙肝病毒再活动，重者可出现急性肝功能衰竭。预防性抗病毒治疗可明显降低该风险，所以化疗前需检查输血八项及乙肝 DNA 情况。若存在乙肝表面抗原或乙肝 DNA 阳性的情况，需进行预防性抗病毒治疗。一般在化疗前一周开始使用抗病毒药物，在化疗结束后至少再使用 6 个月。

11 化疗时间能提前或推后吗？

所有肿瘤的治疗方案均需根据患者的病情也就是疾病分期、患者的一般情况及经济情况选择适当的化疗方案。这样既能保证疗效，又能让患者的身体得到休息调整。化疗方案均来自临床指南，有明确的药物组成、剂量、使用时间。提前化疗将增加化疗的毒性，且患者没有明确受益临床统计结果，所以化疗一般不能提前。而若患者出现骨髓抑制、感染等不能化疗的情况，推迟化疗是不得已而为之。经处理后若患者能排除化疗禁忌证，应及早行当周期化疗，以免影响整体治疗效果。至于化疗延迟时间，通常不应该超过 7 天，延迟时间过久可影响化疗药物的剂量强度，使后续的治疗效果降低。在非身体情况不佳、实验室指标等不达标的情况下，还是建议患者按制定好的化疗时间进行治疗。

⑫ 服用靶向药物后出现皮疹怎么处理？

在靶向药物治疗中出现皮疹是比较常见的不良反应，主要表现为在红斑的基础上伴有皮肤干燥及皲裂。如果皮疹不严重，对生活无明显影响可继续观察；如果皮疹影响到日常生活，可使用药膏或口服抗过敏药物治疗。伴有皮肤干燥的情况时，可使用保湿产品减轻皮肤干燥，注意防晒，少用刺激性沐浴产品。若有瘙痒症状，可用抗过敏药物治疗。激素类药物效果较好，但是不宜长期使用，应与医师沟通用药方案。

⑬ 服用靶向药物后出现甲沟炎怎么处理？

部分患者服用靶向药物期间可出现甲沟炎。什么是甲沟炎呢？如果出现指甲等处的疼痛、发红，指甲内陷、发脓，就需要考虑为甲沟炎。轻度的甲沟炎可以局部使用消炎软膏，另外需保持局部清洁；若情况严重，影响生活，需及时到医院就诊，并联系主治医师，以了解是否需要停用靶向药物或调整治疗剂量。

⑭ "癌痛尽量忍耐，不要使用止痛药" 的说法对吗？

这是一个很常见的误区！大多数肿瘤患者在出现疼痛时，第一反应就是"忍"，尽量不用止痛药。而事实上，"忍痛"是医生最不推荐的一种方法，不按时服药更是有许多潜在的隐患。持续存在的癌性疼痛可能导致患者生理、心理等多方面的损害，甚至影响肿瘤的系统治疗，危及患者生命。因此，疼痛已成为晚期癌症患者除血压、心率、呼吸、氧饱和度以外的第五大生命体征，与每个人的生命维持息息相关，所以患者在现疼痛或者疼痛控制不满意时，一定要引起重视并及时告知医护人员，进行相应调整。

⑮ 癌痛患者吃吗啡类止痛药会上瘾吗？

许多患者对止痛药服用最担心的是成瘾。其实随着医学的进展，新的止痛药物不断出现，疗效好，不良反应更低。只要能够遵医嘱按时用药，就不用担心"成瘾性"出现。事实上，越是不按时服药，只在疼痛非常严重不能忍受时才服药的患者，反而容易导致"成瘾性"的发生，因为此时体内药物浓度波动大，可能产生欣快感。患者在遭受疼痛困扰时应及时告知医护人员并按时用药，完全可以达到安全有效的无痛状态。

肿瘤的治疗过程中，患者的生活质量也非常重要。减轻患者的疼痛，让患者在有生活质量的情况下延长寿命才是有意义的治疗。

16 使用阿片类镇痛药有哪些常见不良反应?

阿片类药物是目前使用最普遍且安全有效的药物(三阶梯用药),也是中、重度疼痛治疗的首选药物。阿片类药物常见不良反应包括:眩晕、恶心呕吐、便秘、排尿困难等,严重者可出现呼吸抑制。肿瘤患者在家服用阿片类药物期间,如有恶心呕吐等不适,可予止吐药物对症治疗;若出现便秘的情况,可使用通便药物、增加纤维素类摄入;如出现小便不畅,可用热毛巾在下腹部热敷;在家期间不能随意调整用药剂量,注意观察患者精神状况,如果出现患者精神较萎靡或叫不醒的情况,需及时就医。

17 化疗后掉的头发还能再长出来吗?

头发是人体体貌中非常明显的标志物,特别是女性患者对此非常重视。因为化疗药物是细胞毒性药物,在杀死癌细胞的同时对机体内代谢生长快的细胞和组织也有损伤,比如黏膜、血细胞、毛发,因此很多化疗药物都可引起脱发。脱发通常发生在治疗后2~3周,甚至两次治疗之后才发生,可能是渐渐地掉落或一撮一撮地掉落。但是由于毛发生长周期相对较短,停止化疗后还会逐渐生长出来。据大多病友反馈,化疗结束后的几周时间,头发都会陆陆续续的"冒根",但发质有可能跟之前的不一样,有些患者的头发变细了,有的变粗了,有的头发则是变成了自然卷。但半年到一年后,绝大多数的头发会恢复到和以前一样。

⑱ 化疗期间吃甲鱼和泥鳅可以升白细胞吗?

很多患者都听过化疗期间吃甲鱼和泥鳅可以升白细胞的说法，这其实是一种误区。因为甲鱼和泥鳅是富含蛋白质的食物，患者以为白蛋白就是白细胞，所以认为吃这些食物就能升白细胞。其实白细胞是从人体内骨髓生长发育出来的，它受很多因素影响。化疗大多是细胞毒性药物，在杀死癌细胞的同时能明显抑制机体内代谢生长快的骨髓造血功能，导致血液学细胞减少从而影响相应功能。目前升白细胞主要还是靠骨髓造血功能的自我恢复，必要时使用人粒细胞集落刺激因子刺激骨髓造血产生白细胞。

⑲ "得了肿瘤要吃鸭蛋不能吃鸡蛋" 的说法对吗?

很多病友都听过得"得了肿瘤要吃鸭蛋不能吃鸡蛋"的说法，这其实是一种误区，认为吃鸡蛋是"发物"。中医有"发物"一说，是指食后能诱发某种生理现象甚至加速病情发展的食物。如鱼、虾、海鲜，有些地方民俗还认为包括公鸡、老鹅、猪头肉等。肿瘤患者的饮食要求主要是清淡、有营养，并尽量少吃辛辣刺激食物，除此以外其他的食物都可以吃。从营养学上讲，鸡蛋的蛋白质很容易被消化吸收，它的氨基酸模式与人体更接近，是理想的天然优质蛋白质来源。从食物性质来讲，鸡和鸡蛋温中补气，适合肿瘤患者。

㉓ 化疗后可以进行体育锻炼吗?

大量研究及临床观察表明,运动不仅可以提高各期肿瘤患者的免疫功能,还能改善患者失眠、焦虑、癌症相关性疲劳,以及增加患者的归属感、被理解和支持感,对提高肿瘤患者的生活质量具有重要意义。因此化疗期间在注意休息的前提下可尽量减少卧床或久坐的时间,化疗后可逐渐增加活动量,最好制订一个适合自己身体的、可实现的活动目标,这将有助于改善情绪、提高机体的自然免疫力,从而延缓肿瘤的生长。

㉑ 输液港什么时候可以拆?

输液港是一种植入皮下可长期留置在体内的静脉输液装置,由一个供穿刺的注射座和一根静脉导管系统组成,借助于专用的隔膜和导管,可建立长期稳定的静脉通路,可用于输注各种药物,包括抗肿瘤药物、营养支持治疗、输血以及血样采集等,越来越多地应用于肿瘤化疗患者。输液港的使用时间可以长达 20 年,虽然相比其他植入性导管,其副反应小,对患者生活影响小。但毕竟是外置物,所以很多病友在抗肿瘤治疗后会问到这个问题。一般来说,如果治疗期间出现了输液港相关严重并发症,比如感染、夹闭综合征等可考虑拆除。如果患者为早期肿瘤,预期治愈机会较大,建议抗肿瘤治疗后 1~2 年复查无殊后可考虑拆除。如果为晚期恶性肿瘤,需要长期药物治疗,即使目前暂不需要输液港,但是一般不会建议拆除,建议定期护理,以备后续使用。

22 肿瘤患者感冒了，可以吃感冒药吗？

肿瘤的治疗周期及康复过程相对较长，治疗期间因为各种抗肿瘤治疗导致患者机体免疫力下降，发生感冒也是很常见的事。但对于感冒要引起重视，肿瘤患者发生感冒如果不及时处理，可能会带来感染等严重后果，需要及时对症处理。抗感冒药物治疗一般不存在干扰肿瘤药物治疗的问题，因此不用忌讳感冒药的使用。也可在专业医生的指导建议下及时服药处理。

第六章
肺癌患者最关心的
问题

01. 肺癌主要有哪些临床表现？

02. 肺癌的发病主要与哪些因素相关？

03. 肺癌的常用治疗手段有哪些？

04. 肺结节一定是肺癌吗？

05. CT 发现肺结节后该怎么办？

......

01 肺癌主要有哪些临床表现？

肺癌早期症状表现不明显，但随着病情的进展，可出现相应的症状。相应症状主要可归纳为原发肿瘤、胸内蔓延、远处转移及副肿瘤综合征等。原发肿瘤可导致咳嗽、咳痰、咯血、胸闷、气促、胸痛、喘鸣等；肿瘤胸内蔓延可导致声音嘶哑、膈肌麻痹、吞咽困难、上腔静脉综合征、胸腔积液、心包积液、肺尖肿瘤综合征等；远处转移可导致脑、骨、肾上腺、肝等器官转移并表现出相关的症状与体征。少部分肺癌可出现一些与肿瘤直接侵犯或转移不直接相关的症状和体征，即副肿瘤综合征，多表现为高钙血症、抗利尿激素分泌异常综合征、库欣综合征、副癌神经综合征、类癌综合征、神经肌肉功能异常、凝血和造血系统异常、继发增殖性骨关节病等。

02 肺癌的发病主要与哪些因素相关？

肺癌的发病主要与以下几种因素相关。

吸烟

吸烟是肺癌发生的高危因素，约 80% 的肺癌与吸烟相关。

空气污染

空气污染可导致空气中致癌物质增多，如燃料燃烧和烹饪产生的油烟导致的室内污染，工业废气、汽车尾气等的排放所导致的室外大气污染，均能使肺癌发生的危险性增加。

职业暴露

肺癌的发生与所从事职业中接触的物质相关，长期接触氡气、石棉、沥青、石油、铬、镍及铀、镭等放射性物质也会增加肺癌的发病率。

肺癌家族史

有研究表明，有肺癌家族史尤其是一级亲属中患有肺癌的发病风险明显高于普通人群。

慢性肺部疾病

既往患有慢性肺部疾病如慢性阻塞性肺疾病、肺结核、支气管扩张病等亦会增加肺癌发生的危险性。

03 肺癌的常用治疗手段有哪些？

目前肺癌的常用治疗手段主要包括手术、化学治疗（化疗）、放射治疗（放疗）、分子靶向治疗以及免疫治疗等。而治疗方案的选择并不是随意决定，往往取决于肺癌的病理类型、分期以及患者的一般状况等因素，同时需结合最新的循证学依据方能决定。同时各种治疗手段并不是相对孤立，有时候会相互配合或联合运用从而发挥更大的治疗效果。如可手术患者，可能需行术前新辅助治疗以降低患者肿瘤分期而获得手术机会或术后辅助治疗以减少患者的复发率；化疗患者可能会联合同步放疗或序贯放疗，或联合靶向治疗、免疫治疗等加强其治疗效果。而对于终末期肺癌患者，支持对症治疗及中医药治疗也是其治疗手段之一。

04 肺结节一定是肺癌吗?

肺结节是指肺内直径小于 3cm 的类圆形或不规则病灶,CT 上可表现为实性结节、部分实性结节、磨玻璃结节等。大部分肺结节是在体检中发现,且多无明显症状。肺结节的发病原因复杂,许多肺部疾病可导致肺结节形成,有良恶性之分。其中良性结节以炎性肉芽肿、肺错构瘤、肺内淋巴结增生、肺平滑肌瘤、硬化性肺细胞瘤等为主,CT 上结节多边缘清晰、规则、光滑等;而恶性结节以肺恶性肿瘤以及其他恶性肿瘤转移至肺的转移性恶性肿瘤为主,CT 上结节多伴有分叶征、毛刺征、棘突征等。同时有研究发现,绝大多数的肺部结节为良性结节,约占 90%,但部分良性结节经过长时间发展后可转变为恶性结节。因此肺结节不一定都是肺癌,但需警惕肺癌的可能。

05 CT 发现肺结节后该怎么办?

一般而言,不同的肺结节恶性的概率不同,部分实性结节恶性概率最高,磨玻璃结节次之,实性结节最低。肺结节的直径越大,其恶性概率越高。肺结节直径小于 5mm,其恶性率不到 1%,直径在 5mm 到 10mm 之间,其恶性程度为 6%~28%,而直径大于 2cm 的结节,其恶性程度可高至 82%。肺结节增长速度越快,其恶性可能越大。肺癌病灶大小大概 4 至 8 个月翻倍,但如果 1 个月之内翻倍多为感染或炎症;病灶倍增时间超过 18 个月或病灶大小 2 年基本保持稳定大多属于良性病变。当结节边缘清晰、规则多为良性结节,而出现毛刺征、分叶征、棘突征、胸膜凹陷征、空泡征时需警惕恶性病变。既往患有肿瘤病史、吸烟史越长、年龄越大的患者，其肺结节的恶性概率越大。因此，当 CT 发现肺结节时，需保持冷静，理性应对，但也不能置之不理，可咨询医生寻求专业指导，医生会根据不同结节的情况做出不同的处理。总之，大部分肺结节多为良性，坚持随访即可，无需特殊处理。通常磨玻璃结节小于6mm，每年复查一次，之后每两年复查一次；6 至 10mm，每半年至一年复查一次，再之后每年复查一次。而对于高度怀疑恶性的肺结节，需尽快行穿刺活检明确病理或寻求手术治疗。但对于一些良恶性无法明确的肺结节，可暂时密切观察。

06 肺癌早筛需要做哪些检查?

肺癌是我国发病率和死亡率排名首位的恶性肿瘤，约一半肺癌患者被发现时已处于晚期，错过了最佳治疗时机。肺癌分期越晚，5 年生存率越低。有研究显示，Ⅰ 期肺癌患者经手术治疗后 5 年生存率约为 70%，而Ⅳ期患者仅有 5.3%。因此早期发现肺癌有助于降低肺癌死亡率，肺癌早筛的重要性不言而喻。目前专家建议在 50~75 岁人群中进行筛查，同时建议对肺癌高危人群中进行筛查。肺癌高危人群需满足以下条件之一：吸烟 ≥ 20 包 / 年，其中包括戒烟时间不足 15 年者；被动吸烟者；有职业暴露史（石棉、铀、铍等接触者）；有恶性肿瘤病史或肺癌家族史；有慢性阻塞性肺疾病或弥漫性肺纤维化病史。肺癌早筛的方法主要有痰液筛查、支气管镜检查、X 线胸片、低剂量螺旋 CT、PET-CT、磁共振、肿瘤标志物等；其中低剂量螺旋 CT 是目前肺癌早筛的首选检查方法。

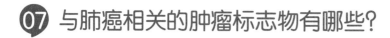

07 与肺癌相关的肿瘤标志物有哪些？

与影像学检查及病理学检查相比，血清肿瘤学标志物的检测对肺癌的诊断灵敏度和特异度不高，但肿瘤标志物的升高可早于一些症状的出现，因此对肺癌肿瘤标志物的检测有助于肺癌的辅助诊断、疗效判断及随访监测。其中与肺癌相关的血清肿瘤标志物有癌胚抗原（CEA）、神经特异性烯醇酶（NSE）、细胞角蛋白片段 19（CYFRA21-1）、胃泌素释放肽前体（ProGRP）、鳞状上皮细胞癌抗原（SCC）等，其中 NSE 和 ProGRP 有助于小细胞肺癌的辅助诊断，而 CEA、SCC、CYFRA21-1 的升高有助于非小细胞肺癌的诊断。单一的肿瘤标志物期特异性和灵敏性较低，需多种肿瘤标志物联合检测提高其准确性。

08 已经查了 PET-CT，为什么还要检查 CT 和磁共振？

PET-CT 是将 PET 和 CT 融合的细胞分子成像，主要显示的是细胞内部的代谢情况，使肿瘤的活性和分布显得更加直观，是诊断肺癌、分期与再分期、放疗靶区勾画、疗效和预后评估的最佳方法之一。但是 PET-CT 对脑和脑膜转移的敏感度相对较差，需要与脑部增强磁共振联合诊断以提高检出率。胸部 CT 可有效检出早期周围型肺癌、明确病变所在的部位和累及范围，是目前诊断、分期、疗效评价和随诊的主要影像学检查手段。其中增强 CT 能显示肿瘤病变细胞间隙之间以及病灶血管以外的情况，它可提高病灶的定性能力、显示实性病灶的血供情况，还可帮助检出、区分血管和肺门及纵隔有无增大淋巴结，对做出更准确的肺癌临床分期和疗效评价、判断手术切除的可能性等具有重要意义，相较于 PET-CT 有其无法替代的优势。PET-CT 虽然很强大，但仍有其局限性，需要靠多种检查联合才能做出最佳的诊断及治疗决策。

⑨ 为什么要做超声支气管镜检查？

超声支气管镜是将微型超声探头通过支气管镜进入气管、支气管管腔，通过实时超声扫描，获得气管、支气管管壁各层次以及周围相邻脏器的超声图像。因此，医生可以通过超声支气管镜检查获得支气管管壁外以及肺外周等无法取得病理活检部位的情况。

⑩ 得了肺癌为什么一定要戒烟？

烟草点燃后产生的烟雾中含有尼古丁、氰化物以及一氧化碳等上千种有毒化学物质，同时烟焦油中含有苯并芘、镉、β- 萘胺、酚化合物等多种促癌物质。长期吸烟可明显增加肺癌的发生风险，是导致肺癌的首要危险因素。我国男性肺癌患者有 70%~80% 都是由吸烟所引发，而在女性肺癌患者中，大约有 30% 因吸烟或被动吸烟（即吸入二手烟）而发病。同时有调查研究表明吸烟能使肺癌的发病率升高，但戒烟可使肺癌的发病率下降。而肺癌患者吸烟不但会其降低治疗效果，还会增加患者肿瘤的复发率与致死率；戒烟不但有利于肺功能的恢复，还能提高治疗效果。因此得了肺癌后一定要戒烟，戒烟不仅利于自己，也利于他人。

⑪ 肺癌化疗一般多久一次？需要多少个疗程？

肺癌的化疗次数与疗程主要是根据化疗方案和患者的具体情况而定，大部分化疗方案多为 3 周方案，即 21 天治疗 1 次。但这 3 周并不是每天都在化疗，大部分是 1 天即完成化疗；但部分患者一般情况欠佳，可能无法耐受大剂量化疗，因此也有部分方案分多次治疗，比如某些方案中的化疗药连用 3 天或者分第 1、8 天用等。肺癌化疗一般需要 4 至 6 个疗程，通常早期肺癌辅助化疗为 4 个疗程，中晚期患者多为 4~6 个疗程；但对于化疗不良反应比较强烈的患者，化疗疗程可能会根据相应情况而酌情减少或更换治疗方案。

⑫ 肺癌的发生与哪些基因突变有关？

肺癌的发生与多种基因突变相关，多认为与原癌基因的激活、抑癌基因的失活等相关。其中与肺癌关系密切的原癌基因主要有 *ras*、*myc*、*erbB* 基因家族、*Bcl-2*、*c-fos* 以及 *c-jun* 基因等，抑癌基因主要包括 *p53*、*Rb*、*p73*、*PTEN*、*FHIT* 基因等。而肺癌的驱动基因犹如发动机的引擎，它们的突变会导致肺癌的发生，目前发现与肺癌相关的驱动基因有数十种，临床中有针对性靶向药物治疗的突变基因有 *EGFR*、*ALK*、*ROS1*、*MET*、*KRAS*、*HER2*、*BRAF*、*RET*、*NTRK* 等。随着医学的进步，将会有更多的驱动基因被发现，从而在此基础上研发更多的治疗药物，提高肺癌的治疗效果。

⑬ 哪些肺癌患者需要进行基因检测?

对肺癌患者进行基因检测可发现导致肺癌发生的驱动基因,从而判断患者对分子靶向药物的敏感性,指导肺癌的治疗,使治疗更加精准,提高治疗效果。大部分肺癌患者存在不同程度的基因突变,但并非所有患者均需要进行基因检测。目前建议手术切除后或晚期非鳞非小细胞肺癌患者及晚期不吸烟、女性、活检小标本确诊的鳞状细胞肺癌患者进行基因检测。尤其对于肺腺癌患者,其基因突变概率可高达50%~70%,可及时发现突变的驱动基因,并根据突变基因给予精准的靶向治疗,增加患者的治疗效果,同时产生最小的不良反应。而基因检测的时间通常是在肺癌患者初始治疗前及经靶向治疗耐药后。

⑭ 肺癌目前有哪些靶向治疗药物?

随着恶性肿瘤的治疗进入精准治疗时代,越来越多的肺癌驱动基因被发现,针对不同的肺癌驱动基因也有越来越多的靶向药物被研发出来,其中部分靶向药物已经用于临床。目前用于治疗肺癌的靶向药物有数十种,针对不同的靶点及作用机制,主要包括以下几类。

靶向 EGFR 突变的药物

该类靶向药主要针对 EGFR 敏感突变阳性的晚期非小细胞肺癌患者,主要包括吉非替尼、厄洛替尼、埃克替尼(一代)、阿法替尼、达克替尼(二代)、奥希替尼、阿美替尼、伏美替尼(三代);其中部分早期行根治性手术切除的 EGFR 敏感突变阳性非小细胞肺癌患者可接受术后埃克替尼或奥希替尼辅助治疗。

· 靶向 *ALK* 融合的药物

该类靶向药主要针对 *ALK* 融合阳性的晚期非小细胞肺癌患者，主要有克唑替尼（一代），塞瑞替尼、阿来替尼、布加替尼、恩沙替尼、伊鲁阿克（5个二代药物），劳拉替尼（三代）。

· 靶向 *ROS1* 融合的药物

该类靶向药主要针对 *ROS1* 融合阳性的晚期非小细胞肺癌患者，主要有克唑替尼、恩曲替尼、塞瑞替尼、洛拉替尼。

· 靶向 *NTRK* 突变的药物

该类靶向药主要针对 *NTRK* 突变阳性的晚期非小细胞肺癌患者，主要有拉罗替尼、恩曲替尼。

· 靶向 *BRAF* 突变的药物

该类靶向药主要针对 *BRAF V600E* 突变阳性的晚期非小细胞肺癌患者，建议使用达拉非尼联合曲美替尼治疗。目前晚期患者用药已经纳入医保。

· 靶向 *MET* 突变的药物

该类靶向药主要针对 *MET14* 外显子跳跃突变晚期非小细胞肺癌患者，主要有谷美替尼、塞沃替尼。

· 靶向 *RET* 突变的药物

该类靶向药主要针对 *RET* 融合阳性的晚期非小细胞肺癌患者，主要有普拉替尼、塞普替尼。

·靠向 KRAS 突变的药物

该类靶向药主要针对 *KRAS* 突变的晚期非小细胞肺癌患者，目前针对 *KRAS* G12C 突变的索托拉西布（AMG510）已经在国外获批。

·靠向 *HER2* 突变的药物

该类靶向药主要针对 *HER2* 突变的晚期非小细胞肺癌患者，目前指南推荐使用的靶向药物是吡咯替尼。

·抗血管生成靠向药

该类靶向药主要起到抑制肿瘤新生血管及促进肿瘤血管正常化的作用，如贝伐珠单抗、安罗替尼。

与肺癌相关的靶向药物远不止此，很多药物目前正在开展临床前及临床研究。随着研究的深入，未来将会涌现出更多有效的靶向药物，给肺癌患者带来更多的福音。

⑮ 靠向药物耐药后为什么需要二次活检？

靶向药物是通过作用于特定的基因突变靶点来抑制肿瘤细胞的生长，或使肿瘤细胞特异性死亡。虽然初始治疗效果好，但久而久之，肿瘤细胞会通过其他通道进行增殖、生长，于是便对靶向药物产生了耐药性，导致肿瘤进展。一般经过治疗后肿瘤细胞已经发生了各种各样的变化，它的耐药机制很复杂，因此必须通过穿刺活检来明确其耐药机制，从而指导后续的治疗，使治疗更加精准、有效。比如 *EGFR* 敏感突变的非小细胞肺癌患者经过一代 EGFR 抑制剂治疗耐药后，需要进行二次活检明确耐药机制，其中超过一半的患者存在 T790M 继发突变，此时予三代 EGFR 抑制剂如奥希替尼、阿美替尼、伏美替尼治疗可获得良好的效果。

⑯ 哪些肺癌患者适合免疫治疗？

免疫治疗目前是治疗肺癌的重要手段之一，但有研究发现在非选择人群中仅约 20% 的人群获益，因此并不是所有患者都适合免疫治疗，治疗前需对患者进行基因检测，筛选出潜在获益人群。研究发现，肺癌驱动基因突变阳性的患者在免疫治疗中获益率较低，甚至会出现超进展可能，因此免疫治疗一般不推荐用于驱动基因阳性的患者。临床中对于驱动基因突变阴性的晚期非小细胞肺癌患者，推荐使用免疫联合化疗或免疫单药治疗。目前建议免疫治疗前需检测 PD-L1 表达水平，其中 PD-L1 表达水平 ≥ 50% 的患者可能从免疫单药治疗中获益，PD-L1 表达水平 < 50% 则可联合化疗或抗血管生成靶向药治疗。此外，肿瘤突变负荷高的肺癌患者，即使 PD-L1 表达阴性，在免疫治疗中也有可能获益。因此，是否适合免疫治疗需经专业的临床医师进行判断后决定。

⑰ 肺癌发生骨转移后，全身疼痛有哪些治疗措施？

当肺癌发生骨转移后，疼痛是其主要的症状，严重影响患者的生活质量，因此缓解疼痛对提高患者生存质量、延长生命至关重要。肺癌骨转移是全身性疾病，治疗上以综合治疗为主。化疗、分子靶向治疗及免疫治疗等全身治疗可对肺癌原发病进行治疗，控制肿瘤进一步进展，同时也能抑制骨转移的发展，缓解疼痛。对骨转移灶的局部放疗能够减轻或消除疼痛症状，同时可预防病理性骨折和脊髓压迫的发生，缓解骨髓压迫的症状，是肺癌骨转移疼痛的重要治疗手段。但全身多部位骨转移导致的疼痛，放疗作用较为局限。手术可以缓解疼痛、防止或治疗骨折、恢复或维持患者肢体的运动功能。但骨转移提示患者已是肿瘤晚期，且骨转移常多发，手术治疗需进行充分评估。肺癌骨转移大多为溶骨性病变，可用双膦酸盐类药物如唑来膦酸等或地舒单抗抑制骨破坏，减轻骨转移导致的疼痛症状。同时药物镇痛治疗也至关重要，常用的镇痛药有非甾体抗炎类药（如塞来昔布、布洛芬等）、阿片类镇痛药（如吗啡、羟考酮、芬太尼等）；其中前者一般用于轻度疼痛患者，后者多用于中、重度疼痛患者；对于中、重度疼痛患者，两者多联合用药。同时患者在服用止痛药时需按时用药，勿私自盲目调整用药及剂量，影响止痛效果。

⑱ 肺癌发生脑转移有哪些治疗措施?

　　脑部是肺癌最常见的远处转移部位之一，肺癌脑转移主要表现为头晕、头痛、恶心、呕吐、视乳头水肿、视力减退、黑蒙等颅内压增高症状，以及性情改变、反应迟钝、痴呆、癫痫发作、视野损害、感觉、运动和语言功能障碍等神经功能破坏症状。因此肺癌患者如出现上述症状，需警惕脑转移的可能。肺癌脑转移的治疗目的主要是为了治疗转移病灶，缓解症状，改善生活质量，并延长患者生存时间。而其治疗主要是在全身治疗的基础上对脑转移进行治疗，主要包括外科手术治疗、放射治疗、化学治疗、分子靶向治疗、免疫治疗以及包括降颅压、控制癫痫、止痛等对症治疗。

⑲ 肺癌患者治疗后如何进行复查随访?

　　肺癌患者即使完成治疗后仍然存在较高的复发风险，而定期复查随访是监控复发的最重要且最有效手段。如何复查随访与肺癌类型、分期、治疗情况等相关。对于Ⅰ、Ⅱ期和可手术的Ⅲ期非小细胞肺癌患者经根治性手术治疗后，无临床症状或者症状稳定者，前2年内每6个月随访1次，除常规病史、查体外，需复查胸部平扫或增强CT、腹部CT或B超；3至5年每年随访1次，复查胸腹部CT或B超；5年以上者，建议继续坚持每年随访1次，复查胸腹部CT或B超。对于不可手术的Ⅲ期非小细胞肺癌患者经放化疗后，无临床症状或者症状稳定者，前3年每3至6个月随访复查1次胸腹部增强CT；4至5年每6个月随访复查1次胸腹部增强CT；对于Ⅳ期非小细胞肺癌经全身治疗结束后，无临床症状或者症状稳定者，每6至8周随访复查1次胸腹部增强CT，若合并脑、骨等部位转移者，还需复查脑磁共振和骨扫描等。

　　对于局限期小细胞肺癌患者，前2年每3个月随访复查1次胸腹部、盆腔增强CT、头颅增强磁共振及颈部及锁骨上淋巴结B超；第3年每6个月随访复查1次；而3年以上则每年随访复查1次。对于广泛期小细胞肺癌患者，第1年每2个月随访复查1次胸腹部、盆腔增强CT、头颅增强磁共振（脑转移者2个月1次，无脑转移者3至6个月1次）、局部CT或磁共振（骨转移者）、全身骨扫描（每6至1年1次）及颈部及锁骨上淋巴结B超；第2至3年，每3至4个月随访复查1次；第4至5年每6个月随访复查1次；5年以上者，每年随访复查1次。随访期间若症状恶化或新发症状，及时随访。同时随访期间，吸烟患者需戒烟。必须指出，即使出现复发，经过专业规范化治疗后仍有可能获得治愈或者长期生存，患者应该要保持积极乐观的心态去面对。

⑳ 支气管镜介入治疗技术是什么?

支气管介入技术是通过支气管镜操作孔道，在支气管镜直视下对气管、支气管内的病变进行切除、扩张、消融、修补等操作。通过气管镜介入，可迅速缓解气道狭窄、梗阻或对气管、支气管瘘封堵。气管镜介入技术包括：高频电凝电切、激光、氩气刀、微波、冷冻、支架置入、球囊扩张、支气管热成形、支气管蒸汽消融、支气管活瓣置入、粒子置入等等。

㉑ 什么是气道支架? 为什么要置入气道支架?

气道支架是一种具有一定张力和弹性的管状支撑物。气管支架置入气道内可将狭窄或塌陷的气道撑开，维持气道的畅通；或将破裂的瘘口封闭，防止液体或分泌物流入气道。临床上常见的材料有钛镍合金金属及硅酮，不同类型支架各有不同的优劣势。

㉒ 什么是光动力治疗? 相比其他治疗手段有什么优势?

光动力疗法（photodynamic therapy，PDT），是指通过使用特定波长的光源激活光敏剂，导致细胞内产生毒性光化学产物，从而进一步引起肿瘤细胞死亡的一种治疗方法。光动力治疗在一个月内可持续引起气道内肿瘤细胞坏死、脱落，从而达到缓解气道肿瘤进展，缓解气道狭窄、阻塞，较长时间维持气道通畅的作用。具有安全有效、可重复性、无创伤、相对简单，能与常规化疗、靶向、免疫治疗方法兼容等优点。与其他抗肿瘤治疗方式联合应用可取得更佳效果。

第七章
食管癌患者最关心的问题

01 食管癌有哪些"癌前病变"？

癌前病变，是指疾病本身不是癌性病变，但存在可能会使癌变风险增加的病理改变。所以，癌前病变跟癌症，两者有本质性区别，癌前病变没有癌细胞，并且仅有一小部分的癌前病变可能会演变成癌症。食管癌的癌前病变包括：慢性食管炎、贲门失弛缓症、Barrett 食管、食管上皮增生、食管黏膜损伤、Plummer–Vinson 综合征（缺铁性吞咽困难）、食管憩室、食管息肉、食管溃疡、食管白斑、食管瘢痕狭窄、食管裂孔疝等。当发现上述癌前病变时，早期诊治、定期随访可以极大降低癌变风险。

02 食道炎和食管癌的区别？

食道炎是指由于受到胃酸、胆汁、鱼刺、烫食、药物或放射治疗等因素的刺激或损伤，导致食管黏膜发生水肿和充血而引发的炎性病变。临床可表现为反酸、吞咽疼痛、困难及胸骨后疼痛等。食道炎是一种良性病变，通过治疗可以康复。食管癌是原发食管上皮的恶性肿瘤，早期的临床表现与食道炎相似，容易被忽视。但食管癌的临床症状更重，可表现为吞咽异物感、梗阻感，进行性加重的吞咽困难，伴反酸、恶心、烧灼感反复，难以缓解，常有胸骨后疼痛，疼痛范围较广。两者可通过内镜、病理等进一步检查相鉴别。

03 食管癌可以内镜治疗吗？

根据 2023 版中国临床肿瘤学会（CSCO）指南提示，癌前病变（高级别上皮内瘤变 / 异型增生）及 cT1aN0M0 期（包括癌侵犯至黏膜固有层、黏膜肌层）的早期食管癌可选择采用内镜治疗。根据病理及分期，可选择不同的内镜治疗方式，内镜治疗方式包括内镜下黏膜切除术、内镜黏膜下剥离术、多环套扎黏膜切除术、内镜下分片黏膜切除术，必要时可联合射频消融及冰冻治疗。术后如果出现垂直切缘阳性、淋巴结及血管浸润等情况，根据患者一般情况及意愿，综合考虑是否追加外科手术或放化疗。目前，在内镜治疗下，癌前病变及早期食管癌可取得良好的临床疗效以及较低的死亡率、并发症。

04 哪些食管癌可以手术切除？

根据 2023 版 CSCO 指南，针对侵犯黏膜下层（T1b）或更深的胸段食管癌通常选择手术治疗。虽然多个、多站淋巴结转移是手术的相对禁忌证，但当有区域淋巴结转移时，cT1b~cT2 肿瘤也可以切除，此时需要结合考虑患者的年龄和身体状况等因素。cT3~T4a 肿瘤累及胸膜、心包或隔膜是可切除的。对于局部晚期食管癌，根据病情，也可通过新辅助同步放化疗或新辅助化疗，争取根治性手术机会。

05 食管癌术后还能正常吃饭吗?

食管癌临床症状可表现为进食梗阻感、异物感、进行性加重的吞咽困难。早期食管癌患者通过内镜下治疗,获得康复机会,可以恢复正常饮食。而对于分期为T1b之后符合手术指征的患者,根据病情,需切除部分食管,进而重建消化道。术后经历一段禁食修复期,会由肠内营养管给予身体所需的能量。拔除营养管后也需要逐步建立新的饮食习惯。正常恢复情况下,术后一周即可开始进食,进食食物的顺序分为水 – 流食 – 半流食 – 软食 – 普食,逐渐过渡到正常饮食。在恢复的过程中要避免摄入过硬及辛辣刺激的食物,习惯少食多餐、进食后保持端坐半小时后躺下等新的生活起居方式。

06 食管癌会出现什么并发症?

食管癌为食管恶性肿瘤,随着疾病的发展,会出现以下并发症。

恶病质

因进行性加重的吞咽困难,长期摄入不足及肿瘤的恶性消耗,导致慢性脱水、营养不良、消瘦与恶病质。

出血

食管癌侵犯大血管,出现呕血。

·穿孔·

因肿瘤侵蚀，引起穿孔。如穿通气管会引起食管气管瘘；如穿通主动脉会引起食管主动脉瘘，可以引起大出血。

·器官转移·

侵犯喉返神经，可出现声音嘶哑和声带麻痹；压迫气管，出现气促和刺激性干咳；侵犯臂丛神经，出现臂酸、疼痛或感觉异常；肝、肺、脑等重要脏器癌转移，可引起黄疸、腹水、肝功能衰竭、呼吸困难、昏迷等并发症。

07 食管癌患者吃不下饭怎么办？

食管癌患者因疾病特点，发生体重减轻和营养不良风险较高。出现进食困难时，临床上可以通过肠内营养和肠外营养给予营养支持。肠内营养途径分为经口和营养管置入（鼻饲管、胃造瘘术、空肠造瘘术）两种方式。肠外营养是指通过静脉途径进行营养支持。肠内营养因有利于保护肠道黏膜、并发症少，且更经济。因此病情允许下，应尽可能考虑肠内营养。当食管癌疾病进展，存在梗阻和吞咽困难加重时，部分患者无法实施肠内营养或肠内营养无法完全满足正常需求，可考虑联合脂肪乳、氨基酸等肠外营养。

08 为什么有些食管癌患者要行新辅助治疗？

根据 2023CSCO 指南，提示临床分期在 T1b~T2，N+ 或 T3~T4a，任

意 N 分期，或可疑累及周围器官但未明确的 T4b 的患者，建议术前给予新辅助治疗，接受胸部增强 CT 或 PET-CT 等检查，评估新辅助治疗效果后再进行手术治疗。通俗来说，影像学评估提示存在局部浸润较深或有淋巴结转移的食管癌患者，建议先予新辅助治疗，根据病情选择化疗、放疗等方式，达到肿瘤降期的目的，进而提高局部切除率并降低远处转移风险后，再行手术治疗以提高长期生存率。

09 哪些食管癌患者可以从免疫治疗获益？

肿瘤免疫治疗是指本身不直接杀伤肿瘤细胞，而是通过抑制免疫负调控因子、增强免疫细胞对肿瘤细胞表面抗原的识别能力等方式，进而调动机体免疫系统清除肿瘤细胞。目前食管癌免疫治疗一般指的是 PD-1/PD-LI 免疫抑制剂，通过阻断 PD-1 与 PD-L1 结合，恢复免疫细胞功能，进而杀伤肿瘤细胞。2021CSCO 指南将纳武利尤单抗（PD-1）作为新辅助治疗后 R0 切除的食管癌 II 级推荐，另外将卡瑞利珠单抗、帕博利珠单抗、纳武利尤单抗等 PD-1 制剂纳入远处转移食管鳞癌或 *HER2* 阴性食管腺癌的一线治疗的 II 级推荐或二线治疗中 I 级推荐。针对这部分患者 PD-L1 高表达或 MSI-H（微卫星高度不稳定）或 TMB（肿瘤突变负荷）高等情况患者，可能免疫获益率更高。

10 食管癌复查需要做哪些检查？

随访的主要目的是发现那些还可以接受潜在根治为目的的治疗的转移复发，如果患者身体状况根本不允许接受复发需要的抗肿瘤治疗，则不主张对患者进行常规肿瘤随访。根据 2021 版 CSCO 指南推荐，针对 I

期食管癌内镜术后随访，Ⅱ级专家推荐：内镜切除后第 1~2 年，每 3~6
个月复查一次；内镜切除术后 3~5 年，每 6~12 个月复查一次，若无残留
复发，此后每年复查一次。随访内容包括：病史及体格检查、（颈）胸、
腹部增强 CT 扫描（如存在增强禁忌，可行平扫，另加腹部超声）、颈
部超声、内镜检查、碘染色、活检。必要时可行超声内镜，PET–CT 及
HER2 检测。针对食管癌 R0 切术术后 / 食管癌放化疗后，Ⅱ级专家推荐：
术后 / 放化疗后第 1~2 年，每 3~6 个月复查一次；3~5 年，每 6 个月复查
一次，5 年后每年复查一次。随访内容包括：病史及体格检查、（颈）胸、
腹部增强 CT 扫描（如存在增强禁忌，可行平扫，另加腹部超声）、颈部
超声，必要时查上消化道造影、内镜、PET–CT 检查。其中，未行手术
的患者，可每年复查一次内镜。

第八章
乳腺癌患者最关心的问题

01 女性朋友何时进行乳房自查，如何自查？

乳腺的自我检查是乳腺癌三级预防的一个重要组成部分，虽然价值有限，但是一种简便易行的检查方法，一般在短期内即可学会。检查时间以每月一次为宜，每次应在月经来潮的第7~10天。对于那些已经手术切除卵巢而没有月经的女性或已绝经的老年妇女来讲，由于没有月经周期中各种激素的影响，所以可随意选择每月中固定的一天进行自我检查。

检存的方法首先是视诊。检查者要将上半身完全裸露，直立或端坐于较大的镜子前，面对镜子进行观察。需观察乳房各部分的外形轮廓是否自然如常，有无膨出或凹陷；乳房的大小有无改变；乳房皮肤色泽如何，有无红肿、皮疹、溃破、浅静脉怒张、皮肤皱褶、橘皮样改变等；乳头是否存在抬高、回缩、凹陷的现象，有无异常分泌物自乳头溢出；乳晕颜色是否有改变，有无湿疹样改变等。观察中应注意对比两侧乳房，观察两侧是否对称，特别是两侧乳头是否在同一水平面上等。一般来讲，如果新出现了两侧乳房外观的明显不对称现象，就应引起足够的重视。另外，别忘了看看换下来的内衣上面有无乳头分泌物留下来的污渍。

视诊后要进行触诊，也就是说要用手进行触摸检查。检查者应端坐位或平卧位，如取坐位，两臂放松，不要夹紧；如平卧位，应用枕头或衣物垫于肩部下面，使肩部略抬高。将一侧手指并拢平坦地放在另一侧乳房上面，用除拇指外的四个手指指端掌面轻柔地触摸乳房各部位。注意不要用手指去抓捏乳房，避免将正常的乳腺组织误认为是肿块。将乳房以乳头为中心划水平和垂直两线，分为内上、内下、外上、外下四个象限，触摸时手指应从四个象限中的任何一个象限开始，沿顺时针或逆时针方向运动触摸检查一圈，避免遗漏。如一圈检查完后，仍感觉不确切，可再检查一圈。如果检查中发现乳房的某一部位有腺体增厚、结节甚至肿块等变化，应引起重视。也许您会想，即使我触摸到了一个或几个结块，我也不知道它是良性的还是恶性的，怎样判断呢？一般来讲，当在两侧乳房触摸到多个小颗粒状结节，并伴有轻度触痛时，则以乳腺增生可能性大；当触摸到一侧乳房单发或多发的圆形结节，质韧实，边界清楚，表面光滑，活动度大，则以乳腺纤维腺瘤可能性大；当触摸到单侧乳房不规则形肿块，质地硬、活动度差、边界不清晰时，要警惕乳腺癌的可能。按上述方法触诊后，还要检查乳头、乳晕。可用手指轻轻挤压乳头，观察有无液体自乳头溢出，如有浆液性或血性液体溢出，则应尽快就诊，以便及早诊断并进行相应的治疗。最后，切莫忘记触诊检查两侧腋窝。有时，乳腺瘤肿块很小甚至不能触摸到时，就已有腋窝淋巴结转移的情况，因此腋窝的检查也非常重要。

02 乳腺体检怎么选择钼靶和 B 超？

超声、钼靶是平时用得最多的筛查手段。它们各有优势，超声能判断肿块的边界、密度和它的血流供应；钼靶对乳腺结构和一些小的钙化可清楚展现，而一些小的钙化往往是早期乳腺癌的表现，这超声是很难发现的，所以两种办法结合起来是最好的。另外年轻女性乳腺腺体相对发达，纤维成分少，超声显像可能更好、更适合，敏感性更高。中老年女性乳腺腺体减少，纤维成分多，钼靶显像相对敏感。故也需考虑年龄因素决定哪种检查。

03 担心乳腺结节是恶性，普通人该怎么读懂超声上的数字？

2003 年美国放射学会为整合超声结果的描述词汇，并充分收集数据和质量监控，制定了乳腺影像报告和数据系统，简称 BI-RADS。BI-RADS 分级共分为 7 级，即 0~6 级。0 级指病变性质较难判断，需其他影像学检查协助诊断；1 级指无异常发现；2 级指有非恶性影像发现如囊泡、良性肿瘤，已经数次检查无变化；3 级指可能良性，须短时间内复诊，归于此类的肿块，最后诊断其恶性的比例大概在 2% 以内；4 级指可能为恶性病变，恶性发生的可能性为 3%~94%，须进一步活检。依据恶性程度，再分为 4a、4b、4c 三种（恶性程度的可能分别 3%~30%、31%~60%、61%~94%）；5 级指极可能（≥ 95%），需要立即活检；6 级指已做活检，确诊为恶性。

04 筛查乳腺癌的乳腺 X 光片，什么年龄做？多久做一次？

定期进行乳腺 X 线检查的目的主要是早期发现乳腺癌。目前建议每位年龄在 35~40 岁之间的妇女要做一次乳房 X 线摄影。可与未来做的乳房摄影对照，以比较其中的变化，通常称作基准的乳房摄影。40~49 岁的妇女每隔一年要做一次，50 岁以上则需每年检查一次。根据我国乳腺癌的实际发病情况，结合我国的国情，乳腺癌的普查仍以临床检查及彩超检查为主。但为了不致遗漏早期病例，当遇到以下情况时，要考虑进行定期乳腺 X 线检查。① 35 岁以上有母系（母亲、姐妹等）乳腺癌家族史者。②高龄（35 岁以上）初产或从未生育的妇女。③曾患乳腺良性病变（如良性肿瘤、乳腺增生病等）的妇女。④曾患对侧乳腺癌的患者。⑤临床或彩超检查怀疑有病变者。⑥绝经期较晚（> 55 岁）的妇女。⑦乳房较大，临床触诊不满意者。

由于 X 线检查毕竟有一定的放射损伤，故乳腺的定期 X 线检查不宜过于频繁，一般情况下间隔时间以 1~2 年为宜。

05 乳腺癌该怎么与乳腺纤维腺瘤、乳腺囊性增生病、浆细胞性乳腺炎等良性疾病相鉴别?

乳腺纤维腺瘤

指腺上皮和纤维组织两种成分混合组成的良性肿瘤，好发于青年女性。除乳房肿块外，常无其他症状。肿块质硬，有弹性感，似橡皮球，表面光滑，易推动。组织病理学检查有助于鉴别。

乳腺囊性增生病

又名乳腺小叶增生症、纤维囊性病等，是指乳管及腺泡上皮增生伴有囊肿形成的良性疾病，常见于中年女性。其典型症状为一侧或双侧周期性乳房胀痛和乳房肿块，月经前明显，月经后减轻。乳腺钼靶和超声检查有助于鉴别。

浆细胞性乳腺炎

又称乳腺导管扩张症，是乳腺的一种慢性非细菌性炎症。多见于30~40 岁的非哺乳期妇女。肿块常位于乳晕周围，质韧或硬，界限不清，与胸壁无粘连，乳房皮肤有不同程度的红、肿、热、痛，全身炎性反应轻微。常通过乳腺穿刺细胞学检查与乳腺癌进行鉴别。

06 乳腺癌有哪些治疗方式?

乳腺癌的治疗方式主要是手术和一些内分泌治疗、化疗、放疗以及靶向治疗等，具体的治疗方式要通过临床医生的综合判断和患者的病情来确定。

07 乳腺癌一定要切除乳房吗？哪些乳腺癌患者可以选择保留乳房的手术方式？

乳腺癌保乳手术的适应证包括以下几种。

（1）肿瘤大小：目前大多数医院认为肿瘤在 3cm 以内，乳房若较大，肿瘤大于 3cm 甚至大于等于 5cm，术前行新辅助化疗后肿瘤缩小，扩大切除肿瘤并不影响乳房外形，仍可行保乳治疗。若乳房发育过小，应考虑肿瘤大小与乳房大小的比例，保乳手术要求按规定切除肿瘤后，仍能较好地保留乳房外形。要保证切缘阴性。

（2）肿瘤位置：肿瘤位于周围象限，肿瘤边缘距乳晕边缘大于等于 2cm。

（3）病理类型：无特殊要求，但应除外炎性乳腺癌。

（4）能保证完成保乳治疗计划，如术后放疗等。

（5）患者有保乳要求。

08 乳腺癌新辅助化疗的适应证是哪些？

满足以下条件之一者可选择术前新辅助药物治疗。

①肿块较大（＞5cm）；②腋窝淋巴结转移；③ *HER2* 阳性；④三阴性乳腺癌；⑤有保乳意愿，但肿瘤大小与乳房体积比例大难以保乳者。

⑨ 乳腺癌手术后都需要做化疗吗？

乳腺癌术后是否需要化疗需综合考虑分子分型、术后病理分期、一般状况等因素。

（1）激素受体阳性乳腺癌的辅助化疗包括以下患者。高复发风险的患者：①淋巴结≥4个阳性；②淋巴结1~3个阳性并伴有其他复发风险。复发风险较低的患者，但符合以下危险因素之一：①淋巴结1~3个阳性；② Ki–67 高表达（≥30%）；③肿瘤直径＞2cm；④年龄＜35岁。

（2）三阴性乳腺癌患者一般都需要术后辅助化疗，但根据复发风险高低可酌情考虑化疗方案及剂量强度：淋巴结阳性或肿瘤直径＞2cm 为复发风险高的患者，这类患者需要高强度（剂量密集型）和疗程较多的化疗方案。肿瘤直径≤2cm 且淋巴结阴性为复发风险较低的患者，这类患者可考虑疗程较短的低强度化疗。

（3）*HER2* 阳性乳腺癌患者中除激素受体阳性且临床分期1期或体质较差不能耐受化疗者均需行术后辅助化疗联合抗 *HER2* 靶向治疗。但可根据腋窝淋巴结转移情况、肿瘤直径及伴随高危因素进行具体化疗方案及疗程选择。

⑩ 哪些乳腺癌患者需要放疗？

（1）早期乳腺癌保乳术后。

（2）乳房切除术后放射治疗。具有下列预后因素之一则符合高危复发，即有术后放疗指征（与手术切除具体手术方式无关）：①原发肿瘤最大径≥5cm，或肿瘤侵犯乳腺皮肤、胸壁；②腋窝淋巴结转移≥4枚；

③腋窝淋巴结转移 1~3 个的 T1/T2 病变，建议积极考虑术后放射治疗，尤其具有以下高复发风险之一：年龄 ≥ 40 岁，淋巴结清扫数目小于 10 个，转移比例大于 20%，激素受体阴性和 *HER2/NEU* 过表达。

（3）特殊类型乳腺癌放疗。导管内原位癌保乳术后 + 放射治疗是最强证据的初次治疗选择。全乳切除也是可选择的治疗，但不必行放射治疗。不明原发灶的腋窝淋巴结转移性腺癌，原发灶绝大部分来源于乳腺，乳腺癌改良根治术 + 术后放疗是传统局部及区域治疗方式。现更多的选择是切除腋窝转移病灶后对于同侧乳腺和区域淋巴结引流区放射治疗。炎性乳腺癌目前仍确认不可手术，首先进行新辅助化疗和（或）分子靶向药物治疗，达到最大缓解的患者可重新考虑全乳切除术，且所有患者均应行术后放疗，范围包括患侧胸壁和淋巴结引流区。

（4）晚期特定转移部位的姑息放疗。如胸壁复发的放疗，脑、骨、肝等转移部位的放疗。

⑪ 哪些乳腺癌患者需要内分泌治疗？

只要是激素受体阳性的乳腺癌确诊患者，都需要进行内分泌治疗。但是具体的治疗药物及使用时需要通过临床医生的综合判断和患者的病情来确定。

⑫ 年轻乳腺癌患者能保留卵巢功能吗？

对于乳腺癌分期较早（淋巴结阴性），非遗传性乳腺癌，Luminal A 或 B 型可慎重考虑保留卵巢功能。

⑬ 乳腺癌的靶向治疗有哪些?

乳腺癌的生物靶向治疗有很多种类,包括针对表皮生长因子受体的靶向治疗;抗血管生成的靶向治疗、基因治疗、内分泌靶向治疗如CDK4/6抑制剂等,其中最常用、研究较为透彻的靶向治疗是针对人表皮生长因子受体(HER2)基因过度表达的靶向治疗。

⑭ 目前比较火的免疫治疗,对乳腺癌有效吗?

目前免疫治疗在乳腺癌治疗中尚处于初步探索应用阶段,它在各分子亚型乳腺癌中疗效并不一致,在三阴性乳腺癌中疗效较好。故目前临床研究及治疗主要集中于三阴性乳腺癌(特别是相应免疫敏感标志物阳性患者)的新辅助治疗及晚期多线治疗,免疫药物治疗(个别代表药物如帕博利珠单抗)在三阴性乳腺癌部分患者取得了很好的疗效,已被写入相关治疗指南指导临床治疗。在晚期 HER2 阳性乳腺癌和激素受体阳性乳腺癌临床研究中,抗 HER2 靶向联合免疫药物治疗、内分泌靶向联合免疫药物治疗均显示出一定的疗效和治疗前景。但还需要进一步的临床研究探索其他免疫药物及治疗方法的疗效,以及进一步明确免疫治疗有效的乳腺癌治疗人群。

15 乳腺癌患者的心理支持有哪些？

· 亲友和社会的支持

乳腺癌患者特别需要家人的支持和体贴，需要更多的关爱与精神的安抚，在婚姻中的患者尤其需要丈夫的关心与理解。有些患者会主动和亲友沟通，争取他们的支持。有些女性这时会处在一种"退行"的阶段，就是心理上退回到儿童那种幼稚的状态，这时亲人的支持特别重要。在经过一系列治疗且病情平稳后，建议患者积极回归社会，参与相关的组织群体，建立患者微信群和俱乐部，定期组织开展活动等集体干预，促进病友间交流，增加患者的抗癌认知和信心。

· 选择信任的医生

选择一个自己信任的、有责任心的医生，并积极和医生沟通。医生有责任与患者沟通、交流，给予患者相应的知识，这一过程本身就是一种支持性的心理治疗。对于那些自我意识比较强的患者，会要求自己的知情权，了解疾病的发展。这时医生应该了解患者能够接受的程度，让患者从积极的方面了解病情。

16 乳腺癌术后如何进行监测随访？术后复发高峰时间是什么？乳腺癌常见转移部位有哪些？

乳腺癌术后复发有 2~3 年和 5 年两个高峰，乳腺癌常见转移部位包括局部乳腺及对侧乳腺的复发，远处骨、脑、肺、肝转移。术后应定期监测随访，一般术后 2 年内每 3 月复查一次，2 年后每 6 月复查一次，5 年后每 1 年复查遗传，不适或有异常及时就诊复查。复查时，首先需要专科医生查体，对患侧、对侧乳房、腋窝、锁骨上的淋巴结进行触诊。根据不同的病情，有的患者还要进行 CT、B 超和骨扫描检查。根据上述各项检查的结果和患者的症状体征，再决定是否有必要做进一步检查。如出现腰痛、肢体疼痛等症状，则要做同位素骨扫描检查，以观察有没有骨转移；如出现头痛，且程度剧烈，建议行颅脑 MRI 检查，以明确是不是已产生脑转移等。

⑰ 乳腺癌骨转移有什么症状?

乳腺癌骨转移早期，可以没有任何状和体征。在骨转移晚期，当癌细胞侵犯较大骨膜或形成病理性骨折时可产生剧烈疼痛。骨转移疼痛常表现为部位固定、疼痛剧烈、进行性加重的特点。溶骨性病变可致高钙血症。相关承重骨如脊椎骨转移时肿瘤可破坏骨结构，造成疼痛、功能障碍等并发症。严重者会造成病理性骨折，压迫脊髓导致相关节段脊髓损伤，造成截瘫等严重骨相关不良事件的发生。

⑱ 为什么说三阴性乳腺癌预后较差?

三阴性乳腺癌指雌激素受体（ER）、孕激素受体（PR）及人表皮生长因子受体 2（HER2）均阴性的乳腺癌。三阴性乳腺癌恶性程度高，目前治疗进展相对较慢，内科有效抗肿瘤治疗手段相对单一（以化疗为主）；术后易复发转移，转移后进展较快，内科抗肿瘤治疗效果差。晚期三阴性乳腺治疗效果及生存时间均较其他分子分型差，是亟待科研突破的治疗难点。

⑲ 乳腺癌术后饮食有什么要注意的?

饮食要有节，不宜过量。在患者治疗后的长期生活中，应在保证营养需要的前提下，恪守饮食有节、不过量的原则。在饮食安排上，对每天的总摄入蛋白质、脂肪以及糖的量都要适量，切忌暴食暴饮。

⑳ 乳腺癌术后常见并发症有哪些?

包括切口感染、术后出血、皮下积液、皮瓣坏死、肩关节活动受限、疼痛。以上并发症出现后应及时和医生沟通，通过临床医生的综合判断尽快对症处理。

㉑ 乳腺癌术后淋巴水肿怎么办?

一旦出现上肢水肿，首先应完善相关检查，排除局部复发转移导致的水肿，然后通过患侧肢体规范化理疗（需在专科门诊医师或护士指导下进行）可减轻肿胀程度，但其效果因人而异。对于上肢水肿，最关键的是如何预防。恰当的患侧肢体锻炼，不用患侧肢体提重物，不用患侧肢体测血压、输液等均可有效预防上肢水肿的发生。功能锻炼的基本原则：循序渐进，以患者不感到疲劳、不产生明显疼痛为活动上限。

22 乳腺癌术后功能训练该怎么做?

乳腺癌根治术后患侧上肢进行适时、正确的功能锻炼对术后功能康复起着重要的作用。同时适量运动可以降低因该病引起的死亡风险,有效延长乳腺癌术后的存活时间。适量运动可以是游泳、散步、郊游、慢跑、骑自行车、打网球,使用跑步机等。术后 3~6 天可按日常生活习惯进行拧毛巾、洗手、洗脸、刷牙、扣纽等训练,进行上述活动时,双侧手臂贴近身体,自然放松、屈曲,注意肩关节不能外展。术后 7~8 天进行穿衣训练,利用健侧手臂提住衣领,先穿患侧衣袖(保持患侧上臂始终与身体贴合,避免患侧肩关节外展),整理衣领,再穿健侧衣袖。拉柜门训练,双侧手臂自然下垂,贴近身体,肘部屈曲,呈推拉动作,但切勿用力过猛。术后 9~12 天进行扣文胸扣、沐浴、梳头等个人日常生活训练,运动幅度依照个人康复进程而定。术后 13 天开始进行扫地、洗碗、擦桌子、叠被子等家务活动。上述运动每天 3 次,每次单个动作累计完成 10~20 组。以借助日常生活动作实现锻炼患侧肢体的目的。如果伤口愈合良好,术后 3 个月可加大患侧肢体的活动幅度和身体活动量。术后 3~12 个月可以开始练习国家体育总局发布的第九套广播体操等。

23 乳腺癌化疗期间,推荐怎样的饮食?

化疗期间,白细胞、血红蛋白、血小板(俗称血三系)减少是常见的不良反应。为了预防血三系下降,应该多补充高蛋白饮食,如瘦肉、鱼、牛奶、大豆、核桃、牛肉、黄鳝等。阿胶、猪皮胶也有助于提升白细胞。同时也可多吃一些五黑食品,如黑芝麻、黑米、黑豆、黑枣等。中医认为"黑可入肾"，五黑食品可以补肾填髓，有助于血三系的提高。出现食欲不振时可吃多些健脾开胃食品，如山楂、陈皮、萝卜、白扁豆、金橘等。生姜有一定的止呕作用。肝损伤吃苦瓜、绿豆芽、茶、香菇、木耳、猴头蘑等菌类食品。如出现口腔黏膜炎，需保持口腔清洁，进食后刷牙，补充高营养流质或半流质饮食，如莲子羹、雪耳羹、牛奶、豆浆、鲫鱼汤等。化疗期间可以吃富含维生素 B、C 的水果，如大枣、苹果、草莓、西瓜、猕猴桃等。特别是大枣，对化疗引起的白细胞、血小板减少有很好的治疗作用。少吃盐腌、烟熏、火烤、烤煳焦化的食物。

㉔ 乳腺癌化疗后护理需要注意哪些事项？

化疗后不良反应的处理：骨髓抑制是化疗药物最常见的不良反应。表现为白细胞、中性粒细胞、血红蛋白及血小板的下降。每一周期化疗结束后，都应复查血常规及肝肾功，若复查结果出现异常，应及时与主管医生联系，予相应治疗。胃肠道反应是患者自述的最严重且最忧虑的化疗不良反应，可导致营养不良而影响治疗效果，故患者化疗期间首先应当遵医嘱按时服用预防或治疗消化道反应的药物，化疗期间清淡饮食，少食多餐，避免因不适当饮食加重胃肠道反应。周围神经毒性是紫杉类及铂类等特有的不良反应，表现为指端的感觉减退、麻木等异常，可以指导患者带毛绒手套，避免接触床栏、输液架等金属物，用热水洗手泡脚，加强保暖，避免着凉。心脏毒性是蒽环类药物和曲妥珠单抗的常见副反应，不论是否曾经有心血管基础病史，都应在化疗期间严密监测心脏功能，若有不适需及时到医院就诊。深静脉置管后，局部皮肤应注意避免感染，观察是否有红肿、渗液等并按时消毒更换敷贴。同时注意观察局部是否水肿，避免血栓堵塞深静脉置管。

化疗后饮食护理注意事项：正常饮食即可，不可饮用太多所谓"大补"的汤汁，避免生冷及辛辣刺激食物，可以采用少食多餐的策略，避免过饱。化疗期间可适当补充高蛋白质食物如牛奶、鸡蛋、大豆、瘦肉等，避免高脂饮食。多食新鲜水果蔬菜，疏通肠道，避免便秘。中药及各类营养补品依照个人需求可适量服用，切忌过量，同时服用前应告知主管医生，避免可能产生的不良后果。

化疗后生活及心理健康的注意事项：预防感染，保持口腔清洁。化疗可以导致白细胞尤其是中性粒细胞减少，易发生感染的风险。而某些化疗药也可能导致口腔黏膜充血、水肿、溃疡等，因此应保持口腔清洁、饭后刷牙，保持环境卫生，不要去人多的公共场所，出门戴口罩，避免感染。

㉕ 使用卡培他滨所致的手足综合征如何治疗？

（1）日常生活中尽量避免手部和足部的摩擦及接触高温物品，如患者不要穿紧而不合脚的鞋，要避免手和足的摩擦和受压，避免激烈的运动和体力劳动，减少手足接触热水的次数，包括洗碗碟和热水澡，戴洗碗手套并不能减轻伤害，因为橡胶会储存热量，损害手掌的皮肤。

（2）使用能减震的鞋垫，在家可以穿拖鞋，坐着或躺着的时候将手和脚放在较高的位置，可以预防手足综合征。

（3）在医生的指导下口服用维生素 B_6 和塞来昔布。

（4）保持手足皮肤湿润可有助于预防和使病灶早日痊愈。把双手和双足用温水浸泡 10 分钟后抹干，再涂上护肤霜，如凡士林软膏等。

（5）避免在阳光下暴晒。出现手足综合征时，出门应涂抹防晒指数至少为 30 的防晒霜，冬天也只能在有阳光的窗户后晒晒太阳。

（6）避免进食辛辣、刺激性食物。

（7）在手足局部涂抹含绵羊油的乳霜可减轻皮肤的脱屑、溃疡和疼痛。

（8）必要时在医生指导下使用抗真菌或抗生素治疗。

（9）如果出现水疱要请医务人员处理。出现脱皮时不要用手撕。

（10）中医会诊，辨证后使用中药泡手脚。

26 紫杉类化疗药所致的手脚麻木怎么治疗？

大部分患者的症状为轻中度，多数在停药后数月或数年可自行缓解。有些如下较为严重的可能需要医疗手段的介入。

（1）度洛西汀、普瑞巴林等口服减轻病理神经性疼痛。

（2）营养神经的药物，如维生素 B_1、维生素 B_{12}、甲钴胺等。

（3）中药调理，天麻素、细辛、延胡索乙素等中药成分对于化疗所致外周神经毒性也有一定的缓解作用。

（4）针对手脚麻木等化疗所致外周神经病变，除了药物治疗外，还有其他非药物治疗手段，包括针灸、扰频器治疗等，都显示出一定的疗效。

27 治疗告一段落，乳腺癌患者还能哺乳吗？

目前并没有证据表明乳腺癌患者的母乳喂养会增加乳腺癌的复发风险及第二原发乳腺癌的风险，也不会影响婴儿的健康。与此相反，母乳喂养期间因泌乳素水平的增高，可能在某些患者中能起到降低乳腺癌发生率及延长生存的效果。因此，推荐所有乳腺癌治疗后的患者在现实允许的情况下进行母乳喂养。一般而言，健侧乳房可以成功哺乳，这一点已很明确；对于行保乳加放疗的治疗侧乳房，亦有报道可以成功哺乳，但大部分患者的哺乳功能有不同程度的减退，数据显示约有40%的患者治疗侧乳房不能成功哺乳。

此外，母乳喂养是一种母亲与婴儿特有的交流方式，能帮助患者完成社会心理康复。对于哺乳期乳腺癌患者来说，若需要化疗，则应尽量避免哺乳，因为乳汁中化疗药物的含量尚不清楚。若患者产后需行内分泌治疗，由于该类药物可进入乳汁，因此在治疗期间应禁止哺乳。

28 乳腺癌后还能有性生活吗？

乳腺癌患者只要病情允许，也可以享受常人的家庭幸福，过正常的婚姻生活。和谐而幸福的婚姻生活不仅不会导致疾病加重，而且还能使患者心情愉快，促进康复进程。但性生活不要过于频繁，同房时不要过于激动，且在各种治疗后的体虚之时应暂时停止性生活，待体力逐渐增强后再恢复。

第九章
胃癌患者最关心的问题

01. 家属得了胃癌，其他家庭成员会更易患胃癌吗？

02. 和感染幽门螺杆菌的人一起吃饭，会被传染吗？

03. 经常饮酒，吸烟，吃泡菜、烧烤、甜食，会更易得胃癌吗？

04. 胃溃疡和慢性胃炎会发展成胃癌吗？需要定期复查吗？

05. 胃部不适吃药就能好，那就不是胃癌吧？
......

01 家属得了胃癌，其他家庭成员会更易患胃癌吗？

研究表明，胃癌发病有家族聚集倾向，大约 10% 胃癌患者有家族史；有胃癌家族史者，其发病率高于人群 2~3 倍。以下 5 种人群是胃癌的危险人群，如果年龄大于 40 岁，建议定期胃镜筛查：①一级亲属中有胃癌患者，即父母、子女以及亲兄弟姐妹患胃癌；②幽门螺杆菌感染者；③长期食高盐、腌制食物，嗜烟、酒等；④患有慢性萎缩性胃炎、胃溃疡、胃息肉、手术后残胃、肥厚性胃炎、恶性贫血等；⑤胃癌高发地区的人群。

02 和感染幽门螺杆菌的人一起吃饭，会被传染吗？

幽门螺杆菌感染途径为消化道传播，主要分为三类：①口 - 口：共用餐具、水杯。②胃 - 口：胃液反流至口腔。③粪 - 口：幽门螺杆菌可由大便排出后污染水源、食物等。因此，进食了被幽门螺杆菌污染的食物或水，和患有幽门螺杆菌的人共用餐具、亲密接触等是有可能会传染的。幽门螺杆菌虽然有一定的传染性，但不必恐惧，注意清洁卫生、饭前饭后洗手，尽量减少外出就餐，注意分餐等能在很大程度上减少被传染。

03 经常饮酒，吸烟，吃泡菜、烧烤、甜食，会更易得胃癌吗？

高盐、熏制、腌渍食物、吸烟是胃癌发生的危险因素，且随着吸烟量及时间的增加，患胃癌的危险度也增加。这些危险因素对胃黏膜都是一种损伤性因素，易造成胃黏膜慢性损伤进而引起胃炎、消化性溃疡等疾病，胃黏膜反复损伤修复过程中有可能会发生肠上皮化生、不典型增生等癌前病变，提高了患胃癌的可能。虽然目前没有研究表明饮酒与胃癌的发生存在确切关联，但应适量饮酒，以减少对胃黏膜的损害。

04 胃溃疡和慢性胃炎会发展成胃癌吗？需要定期复查吗？

慢性胃炎分为两类：慢性浅表性胃炎、慢性萎缩性胃炎。慢性浅表性胃炎基本没有癌变风险，而慢性萎缩性胃炎及胃溃疡有可能发展为胃癌。研究表明慢性萎缩性胃炎和胃溃疡在病程中可能出现肠上皮化生、异型增生、低级别瘤变和高级别瘤变，提示有早期胃癌可能性。因此，患胃溃疡、慢性胃炎需要及时治疗并定期随访和复查，及时发现病情变化。

05 胃部不适吃药就能好，那就不是胃癌吧？

胃部不适常见症状有腹部疼痛、恶心呕吐、腹胀腹泻等。当出现胃部不适，应在明确诊断后再行用药及后续治疗。一是腹部不适常见于多种疾病且常多发出现，盲目用药往往不能有效对症治疗。二是自行用药缓解胃部不适，可能掩盖一些严重的疾病，错失疾病早期治疗机会。三是没有症状并不代表疾病治愈，且服用药物后症状的缓解、消失并不能排除某些疾病。

06 上腹部疼痛不适，是胃炎还是胃癌呢？

上腹部疼痛不适见于多种疾病：消化性溃疡、慢性 / 急性胃炎 / 肠炎、胃癌。

（1）消化性溃疡性疼痛表现为与进餐相关的节律性疼痛。胃溃疡疼痛多在餐后。而十二指肠溃疡疼痛多在饥饿时出现，在进餐后疼痛有所缓解。

（2）急性胃炎多在暴饮暴食、服用对胃有刺激的药物等诱因后发病。慢性胃炎一般表现为间歇性中上腹疼痛不适，疼痛可为隐痛、钝痛、灼痛。

（3）早期胃癌一般无症状或症状不典型，部分可出现上腹部隐痛不适、腹胀等，无规律性。进展期胃癌常表现为上腹疼痛、饱胀、食欲不振、消瘦、贫血等症状。

上腹疼痛虽常见，但不能大意。身体出现异常时应及时就诊。

07 为什么会黑便？是胃癌吗？

黑便，指粪便呈黑色，似新铺的柏油马路，为上消化道出血症状之一。黑便分为假黑便和真黑便。假黑便，呈深灰色或者暗黑色，因服补血铁剂或食动物血等因素引起，此类黑便停止食用相关食（药）物后消失，且无其他症状。真黑便，呈亮黑色或者柏油棕黑，患者多有胃溃疡、胃癌、肝硬化等病史，或服用损伤胃的药物如非甾体类药物（塞来昔布、洛索洛芬钠等），可伴有血压低、贫血、心悸、心慌等症状。

出现黑便并不代表患有胃癌，亦可由其他疾病引起，但应该引起重视，及时就医，明确诊断。

08 如何早期发现胃癌？

早期胃癌常无明显症状，少数有上腹部隐痛、腹胀等消化不良症状。进展期胃癌最常见症状是体重减轻和上腹痛，亦可出现恶心、呕吐、食欲减退等。当胃癌侵及组织、器官时，可有相应症状，如幽门附近的胃癌可表现为幽门梗阻；当肿瘤破坏血管时，有呕血、黑便等消化道出血症状。如出现不适症状，及时就医，必要时行胃镜检查。

年龄 ≥ 40 岁，且符合下列任意一条者，建议胃癌筛查：①胃癌高发地区人群；② Hp 感染者；③既往患有慢性萎缩性胃炎、胃溃疡、胃息肉、恶性贫血等疾病；④胃癌患者一级亲属；⑤存在胃癌其他风险因素（如高盐饮食、常食腌渍食物、吸烟等）。

09 怀疑胃癌时，一定要做胃镜吗？

胃癌筛查方法主要包括血清学和内镜筛查，确诊需病理证实。①血清学筛查：幽门螺杆菌（Hp）感染、血清肿瘤标志物、血清胃蛋白酶原、血清胃泌素 17。通过抽血化验相关指标能早期筛查胃癌。②内镜筛查：依据患者血清结果及年龄，推荐患者每年或隔年胃镜筛查。胃镜下取病理可作为胃癌诊断的金标准。

⑩ 胃癌的病理报告中的高、中、低分化是什么意思呢?

病理报告中的高、中、低分化指肿瘤细胞分化、细胞成熟的程度,即肿瘤细胞的恶性程度。高分化意为肿瘤细胞分化程度高,与正常细胞相似程度较高,即肿瘤的恶性程度相对较低,转移的可能性相对较小,预后相对较好,对放化疗的敏感度也相对较低。低分化反之。

⑪ PET-CT 可以检查出所有类型的胃癌吗?

PET-CT 检查可用于胃癌的术前分期、判断预后、随访复发、疗效判断。相关文献指出,60%~96% 的胃癌原发灶能在 PET-CT 上显示,但对部分胃癌组织学类型,如黏液腺癌、印戒细胞癌,其检验敏感性很低;且对于感染或炎性病变易出现假阳性。PEC-CT 在诊断肿瘤的淋巴转移及远处转移方面有明显优势。

⑫ 做一次 PET-CT 是不是接受很多辐射?会加快癌症进展吗?

PEC-CT 受检者在检查过程中会受到一定量的辐射,来源有 2 种:一是 CT 扫描时发射的 X 射线,二是 PET 显像时注射的放射性药物所发射的 γ 射线。随着 PET-CT 的发展,辐射剂量明显减低。PET-CT 虽有一定辐射,但剂量微小并不会刺激肿瘤生长。相较于这种微小剂量辐射的不良反应，应该权衡利弊、合理看待。

⑬ 确诊胃癌等于宣判死刑吗？胃癌转移了还能活多久呢？

胃癌的预后与疾病分期、肿瘤类型、患者的年龄体质等有关。相关研究表明，胃癌 5 年的生存率为 10%~20%，肿瘤分期越晚、远处转移越多，生存时间越短。胃癌根治术后的 5 年生存率多在 20%~50%。而早期胃癌患者，一般情况下，可达到临床治愈，其术后 5 年的生存率可达到95% 以上。因此，如果是高危人群应该定期体检、规律早筛，有助于早期发现胃癌，提高治愈率、延长生存期。

⑭ 吹两口气就可检查幽门螺杆菌吗？

人们常说的"吹两口气检查幽门螺杆菌"是指 ^{13}C 呼气试验。受检者先第一次吹气并收集气体后，服用特殊药丸，半小时后再吹气收集，将两次吹气进行气体检测。^{13}C 呼气试验以其"准确、方便、无痛"的特点，认为是检测幽门螺杆菌的首选方法。需注意，^{13}C 呼气试验检测结果的数值大小，不代表感染严重程度，仅仅说明是否被感染，与胃癌的患病率大小更没关系。

⑮ 感染了幽门螺杆菌需要治疗吗？

目前观点认为，如感染幽门螺杆菌，但患者无症状、无其他幽门螺杆菌感染相关疾病，可选择不治疗，观察随访。但是，患者有以下情况，都应该积极治疗：第 1 类是已经患上幽门螺杆菌相关疾病的。第 2 类是潜在的胃癌高危人群。

⑯ 胃息肉一定要切除吗？

胃息肉顾名思义，是突出于胃内壁表面的隆起性病变。胃息肉多为良性，预后良好，仅部分腺瘤性息肉会癌变。一般以下情况需处理：①小息肉（直径小于 0.5cm），可在胃镜检查中夹除；②病理证实为腺瘤性息肉，且直径 > 2cm，广基，伴有不典型增生的，需切除；③多发性息肉，可分期分次切除；④家族性息肉，需结合肠镜及其他检查，选择手术；⑤病理证实伴高级别上皮内瘤变、疑癌或已癌变，视具体情况，内镜下治疗或者外科手术治疗。

⑰ 得了胃癌是手术治疗还是化疗呢？

依据患者胃癌的分期、淋巴结转移、远处转移以及患者年龄、体质情况，确定治疗方案。Ⅰ期胃癌属于早期胃癌，以内镜下切除、手术切除为主。Ⅱ期胃癌属于中期胃癌，以手术切除为主，同时部分患者需要在术后辅助化疗。Ⅲ期胃癌多侵及周围组织并出现较广泛淋巴结转移，以手术切除为主，术前可行新辅助化疗，术后配合化疗、放疗综合治疗。Ⅳ期胃癌已属晚期，多采用姑息治疗，可以行化疗、放疗、免疫、中医综合疗法。

18 确诊胃癌晚期、终末期还有治疗的意义吗？

胃癌晚期是指肿瘤转移扩散范围较大或无法进行根治手术的胃癌。晚期胃癌如果转移较局限，可以先行化疗/靶向治疗/免疫治疗，肿瘤缩小后可以使一部分患者获得手术机会，可手术者尽量切除原发与转移病灶，并辅以综合治疗；无法手术治疗者以姑息治疗为主。姑息治疗目的是减轻患者不适、提高晚期患者的生活质量和最大限度地延长生命。

19 胃癌化疗需要化疗多少次呢？每次要间隔多久呢？

胃癌化疗的周期、频率与具体的化疗类型、方案有关。如奥沙利铂联合卡培他滨的治疗方案：奥沙利铂第 1 天静脉注射，卡培他滨需自第 1 天起连续口服 14 天，再休息 1 周，以 21 天为 1 个周期。

胃癌化疗分为术前新辅助化疗、术后辅助化疗与姑息性化疗。术前新辅助化疗以 2 周为一周期，一般需行化疗 4~6 个周期；术后辅助化疗以 3 周为一周期，一般需要行 6~8 个周期。姑息性化疗则要在化疗过程中根据患者的疗效还有耐受程度判断具体疗程。

20 胃癌化疗周期结束了是治愈吗？后续还需要复查吗？多久复查一次呢？

化疗能杀死肿瘤细胞，但无法将体内所有的肿瘤细胞杀灭。因此，当化疗周期结束是指患者达到临床治愈，并不是肿瘤细胞全部死亡。化疗周期结束后，依据化疗的类型及患者自身情况采取相应的后续治疗。如果是术前新辅助化疗，化疗结束后复查疗效，当肿瘤明显缩小，可以后续采用手术治疗；如果是术后辅助化疗，化疗结束后，建议定期复查，前3年每3个月复查一次，第3年至5年每半年复查一次，5年后每年复查一次。

㉑ 胃癌化疗时，为什么要往肚子里灌水呢？

"往肚子里灌水"即腹腔灌注化疗，是化疗的一种给药方式，主要用于各类肿瘤发生腹膜转移的预防及治疗。腹腔灌注化疗可使局部药物浓度提高，且全身不良反应小，有利于杀灭腹腔中的肿瘤细胞。灌注后，患者变换体位，每15~30分钟变换体位一次，以保证药物充分地分布到肿瘤的表面，治疗效果更佳。

㉒ 放疗对胃癌有效吗？放疗需要多少次呢？

放疗指用"一束特殊的光"照射肿瘤区域，从而抑制和杀灭癌细胞，这束光就是放射线。放疗在胃癌的治疗中应用广泛，可分为术前放疗，术中放疗，术后辅助放疗，晚期姑息性放疗。①术前放疗：目的减小肿瘤，以达手术切除的目的。②术中放疗：目前术中放疗在胃癌的治疗中应用比较少。③术后辅助放疗：当术后病理报告中如果有手术切缘阳性、癌栓、淋巴结转移等，需术后辅助放疗降低复发概率。④晚期姑息性放疗：针对晚期症状对症治疗，如骨转移疼痛的姑息性止痛放疗，可以延长患者生存期、提高患者生存质量。

依据患者身体状况、胃癌的病理分期等结合不同的放疗目的，临床医生制定不同的放疗方案。一般放疗需要行 25~30 次。

㉓ 胃癌化疗、放疗后复发或转移怎么办？

化疗与放疗对肿瘤细胞有抑制生长及杀灭作用，但不能将体内的全部肿瘤细胞杀灭。因此，胃癌患者在行化疗、放疗后有可能会出现复发与转移。一是患者应该规律放化疗、规律复查，及时发现病情变化。二是当患者出现复发转移后，及时就医。临床医生会依据患者的具体情况，调整化疗、放疗的方案，切勿讳疾忌医。

㉔ 胃癌患者应该怎么补充营养？

（1）少食多餐，细嚼慢咽：建议每天进食 5~6 次，减少胃的负担。

（2）高蛋白饮食：胃癌患者因原发疾病影响及化疗药物的不良反应常营养摄入不足。患者应进食高蛋白、高维生素、易消化、少油腻的食物。

（3）少食甜食和脂肪：应避免摄入大量过甜食物和高脂食物。

（4）禁烟酒和辛辣刺激性食物，减少对胃的刺激。

（5）如患者出现严重的腹痛腹泻、恶心呕吐等不适，短时间内体重大幅度下降，应及时就医。

第十章
肠癌患者最关心的问题

01. 是不是天天排便才算健康?

02. 为什么说大肠癌是富贵病?

03. 喜欢吃加工肉类,不爱吃蔬菜的人,是更容易
    患大肠癌吗?

04. 为什么大肠癌好发于中老年人? 年轻人会得
    大肠癌吗?

05. 痔疮会癌变吗?

    ……

01 是不是天天排便才算健康?

由于每个人的体质、饮食习惯和生活习惯不同,每个人排便的频率从每天 3 次至每周 3 次都是正常的排便频率。正常排便的判断标准不仅仅是排便频率,更重要的是大便的性状、颜色,排便的过程。正常大便的形状是像香蕉的长条形的软便,呈黄褐色或黄色。同时,排便过程顺畅,每次排便时间小于 5 分钟。满足正常的大便性状、颜色及排便过程顺利三个条件,即正常的排便。当三个条件中任意条件不符合,应当予以重视,及时就医。

02 为什么说大肠癌是富贵病?

研究表明,发达国家肠癌患病率高于发展中国家,城市人口肠癌患病率高于农村人口。发达国家及城市人口日常精细饮食及高脂高糖低膳食纤维的饮食结构,增加肠道内胆汁酸的分泌,对肠道黏膜形成刺激和损害,同时又缺乏运动,容易诱发肠癌。

03 喜欢吃加工肉类,不爱吃蔬菜的人,是更容易患大肠癌吗?

高糖、高脂、低膳食纤维是大肠癌重要的致病因素。一是长期高糖、高脂、低膳食纤维的饮食结构容易引起肠道菌群失调,同时增加肠道内胆汁的分泌,对肠道黏膜产生刺激和损害作用。二是这样的饮食结构增加便秘的概率，导致肠道反复受到刺激，容易引起息肉、炎症等，增加患大肠癌的概率。因此，合理安排一日三餐，多吃蔬菜和水果，荤素和粗细搭配，少吃高脂肪食物，适当控制肉类摄入。

04 为什么大肠癌好发于中老年人？年轻人会得大肠癌吗？

首先随着年龄增长，人体内的脏器功能、免疫功能有所减退，身体自我修复更新能力也有所下降。其次，中老年人暴露在不良因素如高蛋白高脂低膳食纤维、嗜烟酒等的时间更长。再者，中老年人的生理功能减退，对疼痛的反应能力差，表现的临床症状缺乏特异性，往往错过发现疾病的最佳时机。

大肠癌发病和年龄因素是相关因素，并非绝对因素。年轻人也有一定概率患大肠癌。

05 痔疮会癌变吗？

痔疮，实质是静脉弯曲扩张形成的血管团块，是一种良性疾病，并不会癌变。虽然痔疮不会癌变，但可能间接增加患癌风险。一是痔疮反复发作加重炎症刺激，痔疮破溃而感染。如果未及时有效的就医，可能会在这样刺激下形成慢性疾病间接增加诱发癌症的风险。二是盲目错误使用药物可能暂时缓解症状，而掩盖某些肛肠疾病如肠癌、肛裂等，而延误最佳治疗时机。虽然痔疮是一种常见疾病，但不可忽视。

06 为什么说肠癌是最容易预防的癌症?

一是肠道受到不良刺激或发生变化时,常常能表现为某些症状,如排便次数的增加或者减少,大便的性状、颜色改变等。人们能通过以上症状及时感知自己身体变化,及时就医,在早期发现肠癌。二是肠癌大多数是从肠息肉演变而来,而肠息肉发生发展为肠癌需要 5~10 年时间,病程缓慢而长。如在规律体检及时发现息肉并早期将其切除,能有效避免肠癌的发生。

07 有预防大肠癌的疫苗吗? 怎样预防大肠癌?

目前虽有结肠癌疫苗相关研究报道,但仍处于临床研究阶段。肠癌的预防应从三方面入手。第一,健康生活方式:少食高脂、高糖饮食,少食烧烤、腌制食物,多吃新鲜蔬菜水果、戒烟限酒、适当运动;第二,关注身体发出的信号:当出现不适症状,如腹痛、腹泻、大便颜色性状改变、排便次数的改变等,应该及时就医;第三,定期肠镜检查:肠镜检查是最直观、最有效的预防方法。推荐 45 岁以上的中年人定期行肠镜检查,尽早发现癌变。有肠癌家族史的,更应该尽早行肠镜检查。

08 大便带血是不是得了肠癌? 应该怎么处理?

大便带血是指粪便伴有血液,颜色呈鲜红、暗红或柏油样。不同的便血量、便血的颜色以及伴随症状常提示不同的疾病。肛裂、痔疮引起的大便带血需要与肠癌引起的相鉴别。肛裂引起的大便带血常呈鲜红色，滴出或手纸擦后有血迹，不与粪便混合，伴有排便后剧烈的疼痛，可自行缓解；痔疮表现为排便时出血，有时可伴有肛周瘙痒或疼痛。直肠癌出血表现为血与大便相混合，呈暗红色，有时为大便表面黏血迹，常伴随其他症状，如排便的习惯及性状改变、腹痛腹泻等。出现大便带血应该及时就医，避免错过最佳治疗时间。

09 长期便秘或腹泻是不是得了大肠癌？

便秘指每周排便次数小于 3 次，腹泻指每天次数大于 3 次。出现便秘、腹泻的原因有许多，可能是不健康的生活方式引起，也可能是疾病引起。当经常便秘、腹泻的人，若出现这 4 种症状，应当引起重视：①排便习惯发生改变，如腹泻、便秘两者交替；短时间内排便次数增减。②大便性状及颜色的改变，大便干结或不成型，颜色呈现暗红、鲜红等。③腹痛、腹胀、腹部不适等。④消瘦、乏力，如短时间内出现体重下降、全身乏力、食欲减退等。

10 出现哪些症状，需要至肿瘤科就诊？

（1）排便习惯的改变：近期排便的频率改变（每周小于 3 次或每天大于 3 次），或腹泻、便秘两者交替。

（2）大便性状及颜色的改变，大便干结或不成型，颜色呈现暗红、鲜红等。

（3）腹痛、腹胀、腹部不适等。

（4）消瘦、乏力：短时间内出现消瘦、全身乏力、食欲减退等。出现以上症状，应当重视，及时至肿瘤科就诊。

⑪ 多大年龄需要筛查肠癌？

推荐一般人群 40 岁起接受结直肠癌风险评估，推荐评估为中低风险的人群在 50~75 岁接受结直肠癌筛查，推荐评估结果为高风险的人群在 40~75 岁起接受结直肠癌筛查。高风险人群的高危因素包括年龄、家族史、吸烟史、饮酒史等。

⑫ 常规体检能不能发现大肠癌？

在常规体检中常包含便常规及腹部 CT 等，对肠癌的筛查有一定的意义。

⑬ 哪些情况下需要做肠镜？

（1）腹泻、便秘交替出现，长期腹泻或便秘，排便后感到不适。

（2）粪便性状、颜色改变。

（3）腹部肿块，不能排除大肠及回肠末端病变。

（4）原因不明的腹痛。

（5）常规检查或 X 线发现异常，需进一步明确病变的性质和范围。

（6）直系家属中有肠癌患者。

（7）直系亲属中有家庭性腺瘤性息肉病或遗传性非息肉病性的肠癌患者。

⑭ 大肠癌除了肠镜还有什么筛查方法吗?

大肠癌的筛查分为检验与检查两部分。①检验:粪便相关的检验:粪便免疫化学检测、粪便潜血试验、多靶点粪便 DNA。②影像学检查:肠镜、CT 大肠成像(虚拟结肠镜)。

⑮ 做肠镜痛吗? 能否做无痛肠镜?

肠镜分为普通肠镜和无痛肠镜。普通肠镜常因被检查者精神紧张,引起肠道收缩痉挛,在检查过程中可能出现不适感。无痛肠镜是在麻醉状态下进行肠镜检查,从而消除被检查者恐惧感和不适感。但无痛肠镜因使用麻醉药物,在某些情况下使用受限,比如伴有肝功能衰竭、严重呼吸循环系统疾病,或者身体状况很差的患者等,这些情况不适合做无痛肠镜。

⑯ 什么是上皮内瘤变?

上皮内瘤变是一种临床病理诊断,指肿瘤细胞位局限在黏膜层内。上皮内瘤变分为低级别和高级别病变,低级别病变是指轻至中度非典型增生,高级别病变是重度非典型增生或异型增生或原位癌。临床医生需结合肠镜结果中肿块的形态、质地等,完善病理检查、明确诊断,拟定下一步治疗方案。

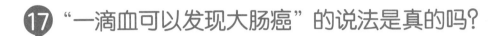

⑰ "一滴血可以发现大肠癌"的说法是真的吗？

"一滴血可以发现大肠癌"，是指通过抽血检测肿瘤标志物发现大肠癌。与大肠癌关系密切的是癌胚抗原（CEA）和CA199。约50%左右的大肠癌患者会出现CEA水平的升高，但胃癌、乳腺癌和肺癌等患者体内也可出现CEA的升高。但患肠癌的患者CEA不一定升高。肠癌患者抽血化验中CA199浓度也可增高，但往往呈"低浓度性"或"一过性"，良性疾病和其他恶性肿瘤等也可出现CA199升高，并不具有特异性。因此，通过抽血检测肿瘤标志物早期发现大肠癌并不靠谱。

⑱ 大便没有带血，为什么报告提示大便隐血阳性？

大便隐血阳性是指消化道出血量很少，肉眼看不见出血，但通过化验可以检测出消化道出血。大便隐血阳性的（＋）代表存在出血，但无法判断出血量，也无法判断病情严重程度。当大便隐血阳性时，推荐进一步胃肠镜检查明确病变的位置及性质。

⑲ 对大肠癌有意义的肿瘤标记物有哪些呢？

肿瘤标志物是恶性肿瘤细胞产生或机体反应而异常产生和（或）升高的，能反映肿瘤细胞性状的一类生化物质。对肠癌有意义的肿瘤标记物常有癌胚抗原（CEA）、CA199、CA59、CA255等。①癌胚抗原（CEA）

升高可见于良性疾病如肝炎、肝硬化、肠炎、肠息肉等，亦可见于结直肠癌、胰腺癌、胃癌等恶性肿瘤疾病。对肠癌预测预后及术后随访、复发或转移有较高价值。CEA 浓度愈高，预后愈差，存活期愈短。② CA199（糖链抗原 199）：是大肠癌和胰腺癌的肿瘤相关标志物，用于评估术后复发、术后放疗化疗的疗效。虽然 CA199 增高多是低浓度或一过性，但当癌胚抗原和 CA199 联合监测诊断的特异性及敏感性大大升高。③ CA50、CA255 等也广泛应用于肠癌的诊断中，能弥补 CEA、CA199 的不足，可作为结直肠癌临床价值肿瘤标记物之一。

⑳ 检查出大肠息肉，一定需要切除息肉吗?

肠息肉是指肠黏膜表面突出的异常生长的组织，息肉主要分为炎症性和腺瘤性两种。炎症性息肉在炎症治愈后可自行消失；腺瘤性息肉一般不会自行消失，有恶变可能。肠镜检查及病理活检是检查息肉和明确其性质的金标准。

一般情况下，直径小于 3cm 的息肉，在肠镜检查的时可以直接摘除并送病理活检，并根据肠镜活检的病理结果采取相应的处理。如果为腺瘤性息肉，建议进一步治疗。如果是直径大于 3cm 的息肉，需进行手术切除。

㉑ 大肠息肉摘除后还会再长吗? 需要复查吗?

大肠息肉可能复发，切除后需随访和定期复查。不同类型的肠息肉，定期复查的频率不同。

单发良性小息肉，肠摘除术后每年进行一次肠镜复查，连续 2~3 年复查未见异常，可每 3 年进行一次复查。

腺瘤性息肉、多发大息肉在手术摘除后 3~6 个月内进行复查，如果未见异常，复查可延长至半年或一年。

22 得了痔疮必须进行手术吗？

痔疮分为内痔、外痔、混合痔，其中内痔依据症状可分为Ⅳ级。治疗总体原则为无症状的痔无须治疗，有症状则需治疗。无论哪种类型的痔，都应增加膳食纤维摄入、忌辛辣、形成良好的排便习惯、保持肛周清洁。当Ⅰ、Ⅱ度内痔患者出现症状首选药物治疗，部分患者可采用硬化剂注射疗法；Ⅱ、Ⅲ度内痔伴有出血和（或）脱出者可采用胶圈套扎疗法；Ⅲ、Ⅳ度内痔者，或Ⅱ度内痔伴出血严重者，急性嵌顿性痔、坏死性痔、混合痔以及症状和体征显著的外痔可进行手术治疗。

23 得了大肠癌什么情况下选择化疗？

肠癌治疗方式包括：手术、化疗、放疗、免疫治疗、靶向治疗等，具体方案依据患者疾病分期、病理分型等进行选择。Ⅰ期结肠癌行手术，术后观察即可，无需其他治疗；Ⅱ期结肠癌术后：低危患者建议观察，普危患者推荐单药化疗，高危患者首选推荐联合方案化疗；Ⅲ期结肠癌术后化疗，首选推荐联合方案化疗；部分Ⅱ期和Ⅲ期结肠癌：术前可能需要接受新辅助化疗，缩小肿瘤，提高手术切除率；Ⅳ期患者无症状者推荐转化治疗，有症状者推荐介入栓塞 / 内镜下治疗、手术治疗等对症治疗。

㉔ 大肠癌常用的化疗药有哪些呢？进口和国产奥沙利铂有什么区别呢？

目前结直肠癌的化疗药分为三类，一是氟尿嘧啶类的氟尿嘧啶、卡培他滨、TAS-102；二是铂类的奥沙利铂；三是喜树碱类的伊立替康。进口奥沙利铂与国产奥沙利铂在相关研究中表明，进口奥沙利铂总铂类血浆浓度高于国产，其药效时间长于国产，但这个数据只能说明进口比国产具有非劣性，不能单纯说明进口一定优于国产。进口与国产价格差异较大，患者可以依据自己的经济情况进行选择。

㉕ 为什么肠癌行化疗中，会出现耐药？耐药等于宣判死刑吗？

化疗药物耐药是指肿瘤细胞对于化疗药物作用的耐受，耐药一旦产生，药物作用明显下降或根本不起作用。目前为止几乎所有化疗药物随着使用时间增加而产生耐药概率，这可能导致肿瘤进展、复发。因此目前临床多采用多药物联合治疗，既可以提高药物的作用效率，又可减缓耐药性的发展。当出现耐药，临床医生将对化疗方案进行调整，如在原有的药物基础上增加药物或调整一线药物至二线药物等。

㉖ 肠癌哪些情况下不能行化疗？

（1）血常规异常：血常规中白细胞 $< 3.0 \times 10^9/L$、中性粒细胞 $< 1.5 \times$

10^9/L、血小板 $< 75 \times 10^9$/L 时禁止化疗。

（2）肝肾功能异常：肝功能需参考血清转氨酶和总胆红素、肾功能需参考血清肌酐，胆红素或肌酐升高大于正常值两倍禁止化疗。

（3）年老、体衰、营养状态差，恶病质者或生存周期 < 2 个月禁止化疗。

（4）妊娠及哺乳妇女禁用大部分化疗药物。

（5）严重感染性疾病、持续性高热、严重活动性消化性溃疡者禁用。

（6）对化疗药物过敏者禁用。

27 化疗周期中，肠癌患者出现转移该怎么办？

在化疗治疗中，当进行两周期化疗后，常进行全身检查评价效果。疗效评估结果分为 4 种：完全缓解（CR）、部分缓解（PR）、疾病进展（PD）、疾病稳定（SD）。病情进展或出现转移的原因可能是化疗药物疗效限制、化疗药物耐药、肿瘤细胞的异质性（部分肿瘤细胞对药物敏感、部分对药物不敏感）、患者体质差难以接受充分的治疗等等。临床医生会结合患者病史、症状、检查、检验及病理结果进一步调整治疗方案。

28 什么情况下肠癌患者可以使用靶向药？

靶向药物是指干扰肿瘤细胞各个过程的特定分子而实现抑制或阻断肿瘤进展的药物，具有针对性强、药效快、不良反应少的特点。靶向药物使用前需要进行基因检测，明确患者敏感靶点，选择合适的靶向药物。目前常用的靶向药物主要包括血管内皮生长因子受体抑制剂（VEGFR）、表皮生长因子受体抑制剂（EGFR）、多激酶抑制剂、PD-1 抑制剂、CTLA-4

抑制剂、小分子酪氨酸抑制剂等。

㉙ 为什么使用靶向药前要进行基因检测?

靶向药物指药物作用于肿瘤细胞发生发展、浸润转移中某个特定的靶点,与靶点相结合而实现抑制或阻断肿瘤细胞进展。这个特定的靶点实质是肿瘤细胞在基因层面与正常细胞的差异,而基因检测的目的就是检测肿瘤细胞的突变、寻找出特异的靶点。根据靶点作用机制的区别,靶点可以分为靶向肿瘤形成调控机制、靶向肿瘤微环境、肿瘤免疫治疗、肿瘤标志物及靶向肿瘤干细胞。肿瘤细胞也会对靶向药产生耐药,当出现耐药需要换一种靶向药,也可能需要再次进行基因检测。

㉚ 肠癌术前放疗和术后放疗有什么区别吗?

术前放疗目的是使肿瘤缩小、减少淋巴结数量,扩大手术的适应证,提高手术切除率,减少术后复发。同时,术前放疗的肠管损伤和小肠的不良反应较低,但术前放疗对患者免疫功能有影响。术后放疗是对手术治疗重要的一种补充治疗手段,在明确患者肿瘤分期后能更准确地进行放疗,降低复发、转移率,提高患者预后。

㉛ 肠癌术后要放疗吗? 如何安排放疗周期?

肠癌患者是否需要术后放疗,应依据患者的肿瘤分期以及患者的耐受情况决定。Ⅰ期患者手术治疗后推荐随诊复查。Ⅱ期和Ⅲ期患者可化疗和放疗联合手术治疗。Ⅳ期患者一般不行放疗。具体放疗的周期及疗程依据不同分期及患者的情况有所不同。一般来说，术后放疗需要行25~30次，每周5次，需要5~6周。

㉜ 什么情况下肠癌需要化疗联合放疗治疗呢?

直肠癌的放疗联合化疗分为辅助治疗和新辅助治疗，新辅助治疗为术前放化疗，辅助治疗为术后放化疗。对于临床分期是Ⅱ期或者Ⅲ期局部进展的直肠癌，推荐的标准治疗模式是术前的同步放化疗，提高手术切除率、术后复发率。结直肠患者术后化疗后评估发现局部区域淋巴结转移或者残存的转移病灶，可以根据具体病情行放疗，能够有效地杀灭残存的癌细胞。

㉝ 肠癌化疗或放疗的复查周期及复查的项目是什么?

肠癌患者的复查周期主要依据其临床分期。Ⅰ期患者每半年随访一次，随访5年。Ⅱ~Ⅳ期患者前3年每3个月随访一次，如果无异常，第3~5年每6个月随访一次，5年后每年随访一次。随访内容：体格检查，肿瘤标记物检验、胸腹CT检查，结肠镜检查。

第十一章
肝癌患者最关心的问题

01. 肝占位性病变就是肝癌吗?

02. 肝囊肿是什么?

03. 肝血管瘤会发展成肝癌吗?

04. 脂肪肝会不会发展成肝癌?

05. 肝炎一定会发展成肝癌吗?

......

01 肝占位性病变就是肝癌吗？

肝占位性病变是影像学诊断的一种术语，指在超声或者 CT 下看见肝脏有异常的回声团或密度的改变。肝占位性病变可能是良性结构，也可是恶性结构，需要结合检验结果及完善增强 CT 进一步明确诊断。良性结构可能为肝囊肿、肝血管瘤等，定期复查彩超及肿瘤标记物即可。恶性结构可能为原发性或继发性的肝癌，在明确占位性状后，依据其肿块性质大小范围需采取相应的治疗措施。

02 肝囊肿是什么？

肝囊肿是指肝内出现单发或多发的囊性病变，是肝脏的一种良性病变。分为寄生虫性和非寄生虫性，非寄生虫性又可分为先天性、炎症性、创伤性和肿瘤性肝囊肿，其中先天性肝囊肿最常见。当肝囊肿较小时，往往没有症状。随着肝囊肿不断长大，压迫周围组织会产生相应的症状。一般来说，当肝囊肿较小且没有症状时，患者定期随诊和复查。当肝囊肿 > 10cm 或出现临床症状时需要进一步治疗。

03 肝血管瘤会发展成肝癌吗？

肝血管瘤是肝内血管异常增生形成的血管团块，是肝脏最常见的原发性良性病变，不会癌变。当血管瘤瘤体较小时，无明显的症状。随着瘤体逐渐增大，可压迫周围组织器官产生相应的症状。在极少数情况下，瘤体可能破裂出血产生严重的后果。肝血管瘤一般无须特殊处理，观察随访即可。当血管瘤压迫产生严重的症状、血管瘤短时间内增大、瘤体＞ 10cm、破裂出血，需行手术治疗。

04 脂肪肝会不会发展成肝癌？

脂肪肝是指肝脏细胞内脂肪堆积的病变，按照病因分类为酒精性脂肪肝、非酒精性脂肪肝以及特殊类型脂肪肝。其中的非酒精性脂肪肝可发展为脂肪性肝炎、肝纤维化、肝硬化，甚至可发展为肝癌。而摆脱脂肪肝关键是健康的生活方式：减少脂肪的摄入、限制饮酒、控制饮食、增加锻炼，并且定期复查。

05 肝炎一定会发展成肝癌吗？

肝炎是指各种原因引起的肝脏炎症，按照病因分为病毒性肝炎、酒精性肝炎、脂肪性肝炎、自身免疫性肝炎、药物性肝炎，其中病毒性肝炎分为甲、乙、丙、丁、戊型。病毒性肝炎是肝癌的重要病因，但并不代表其一定会发展为肝癌。乙型肝炎、丙型肝炎在病毒反复刺激下，经过数年发展可能逐渐从肝硬化发展至肝癌。相关报道表明，有 10%~30% 慢性乙型肝炎患者经过至少 5~10 年发展为肝硬化，其中又有 5%~10% 肝硬化经过至少 5~10 年转变成肝癌。

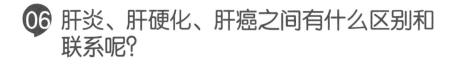

06 肝炎、肝硬化、肝癌之间有什么区别和联系呢?

"肝炎、肝硬化、肝癌"是人们常说的肝癌三部曲,即肝脏在慢性炎症刺激下逐渐形成肝硬化,并逐渐发展为肝癌。我国肝癌患者中有80%~90%都是病毒性肝炎所导致,其中有80%~85%是乙肝造成的。因此,当患有肝炎应该引起重视,及时尽早治疗,避免疾病慢性发展为肝硬化、肝癌。但这三者并非绝对因果关系,肝炎患者并不是一定会发展为肝硬化,肝硬化也不是一定发展为肝癌。同时,饮酒、使用霉变食物、遗传等也是肝癌的重要病因。

07 肝炎患者能喝酒吗?

酒虽然是在胃肠道吸收,但其最终在肝脏代谢,会干扰肝细胞的代谢、损害肝细胞,使得肝脏的炎症反复并逐渐加重,造成不可逆的损伤。因此,肝炎患者严禁饮酒。并且肝炎患者应该清淡饮食、控制脂肪和碳水化合物摄入、保证蔬菜水果的摄入量。

08 吃"发霉的花生"会患肝癌吗?

发霉的花生中含有较多黄曲霉素,是肝癌发生的重要诱因之一。相关研究表明,偶尔食用一颗并不会导致肝癌的发生,但长期食用发霉的花生会增加肝癌发生率。同时,长期食用腌制、油炸、烧烤的食物及长期酗酒等不良因素亦会增加肝癌发生率，也应当重视。

09 男性患肝癌可能性会比女性高吗？

临床流行病学表明，肝癌患者中男女比例约为 5∶1。目前猜测更多可能是男性更多接触与肝癌发病有关的生活环境因素，如男性多饮酒、嗜油腻食物等等。但近年来也有相关研究表明，雌激素可以提高某种蛋白质的水平，从而降低肿瘤的发生率。目前尚无确切的解释。

10 右上腹疼痛意味着得了肝癌吗？

右上腹区域主要包括肝脏和胆囊。右上腹疼痛是肝癌的症状之一，但不是所有的右上腹疼痛都是肝癌。引起右上腹的疼痛的疾病有多种，如肝炎、肝脓肿、胆结石、胆囊炎等等。当出现右上腹疼痛时，应该及时就医明确诊断。

11 肝癌患者为何会出现腹水？

腹水一般指积聚于腹腔的过量游离液体。正常状态下，人腹腔内有少量液体（一般少于 200ml），对肠道蠕动起润滑作用。肝硬化、肝恶性肿瘤等多种原因都会形成腹水。如果肝癌患者出现腹水时常提示肝功能严重受损，合成白蛋白减少。

⑫ 什么是肝掌?

肝掌指在手掌大拇指和小指的根部的大小鱼际处皮肤出现片状充血或红色斑点、斑块,加压后变苍白色,解压后又呈现充血状。肝掌为慢性肝炎、肝硬化的重要标志之一,风湿病和类风湿性关节炎、内分泌疾病、红斑狼疮或使用沙丁胺醇、胺碘酮等药物等亦可见肝掌。某些健康人也会出现肝掌。如果出现肝掌,需及早就医完善肝功能检查、彩超等明确诊断,及早治疗。

⑬ 什么是蜘蛛痣?

蜘蛛痣指周围呈辐射形分布的小血管分支,形态似蜘蛛的痣;轻压痣中央,加压后变苍白色,解压后又呈现充血状,是雌激素升高使血管扩张而致。慢性肝脏疾病、风湿病、类风湿性关节炎、库欣综合征、青春期、妊娠期妇女都可出现蜘蛛痣。妊娠期的蜘蛛痣可自行消退,无需治疗。出现蜘蛛痣及早就医完善肝功能检查、彩超等明确诊断,及早治疗。

⑭ 什么是黄疸?

黄疸指巩膜、黏膜、皮肤等被染成黄色,其病因包括细胞破坏增多如 ABO 溶血、胆红素排除障碍如胆管堵塞,还有胆红素代谢障碍引起血清内胆红素浓度升高,常见疾病有肝炎、肝硬化、胆结石等。需要与假性黄疸即进食胡萝卜、南瓜、西红柿、柑橘等导致皮肤黄染鉴别。在排除这些干扰因素后，黄疸者及早就医完善肝功能检查、彩超等明确诊断，及早治疗。

⑮ 肝癌筛查需要做哪些检查呢？

肝癌筛查分为：①影像学：腹部超声、CT、核磁共振（MRI）。超声是肝癌筛查和诊断中应用最广泛的检查，CT 与 MRI 多用于临床分期。②检验：甲胎蛋白（AFP）异常凝血酶原（DCP）等。③肝癌风险评估模型。目前指南一级推荐肝癌监测方法：腹部超声联合 AFP，阳性患者需进一步行腹部增强 CT 和（或）MRI。

⑯ 为什么筛查肝癌要查肝炎病毒指标？

肝癌患者有很大部分有基础肝炎病史，是由乙肝/丙肝的慢性感染而诱发，所以需要明确有无感染。如果有肝炎病毒感染，需要积极抗病毒治疗。

⑰ 如何早期发现肝癌呢？

肝癌早期多无明显症状或症状不典型，所以往往肝癌确诊时为中晚期。因此，定期体检尤为重要，高危人群的早筛更为重要。高危人群：有乙型肝炎病毒和（或）丙型肝炎病毒感染、长期酗酒（酒精性肝病）、非酒精脂肪性肝炎、食用黄曲霉素污染的食物、血吸虫病等多种原因引起的肝硬化病史以及有肝癌家族史。

⑱ 甲胎蛋白高意味着得了肝癌吗?

甲胎蛋白（AFP）升高可见于一些生理期情况：胎儿、妊娠期妇女，且急慢性肝炎、肝硬化等肝病患者血清 AFP 水平也有不同程度升高。因此，偶然一次的甲胎蛋白升高不具有诊断意义，诊断肝癌多采用动态观察血清 AFP 含量，即 AFP $\geq$ 400ng/ml 持续 4 周，或 AFP $\geq$ 200ng/ml，持续 8 周。且仅 60%~70% 肝癌患者 AFP 数值增高，因此即使 AFP 数值正常也不能排除肝癌。

⑲ 肝癌患者 CT 检查比 B 超更准确吗?

超声可检查出大于 1cm 的肿瘤，且联合甲胎蛋白诊断大大提高肝癌诊断的敏感性和特异性，且因操作简单、价格低廉，是肝癌筛查和诊断中应用最广泛的检查，但其对早期肝癌的敏感度相对低。CT 对肝脏组织分辨更加清晰，且可直接观察肿瘤的大小、位置与周围组织的情况，但 CT 价格相对昂贵。如选择增强 CT，其对受检者有一定限制。B 超和 CT 检查的侧重点不同，各有优缺点，应该依据具体病情及自身情况选择检查。

⑳ 肝癌确诊必须行肝脏穿刺活检吗?

肝癌的确诊分为病理学标准与临床诊断标准，其中病理学标准为金标准。

病理学诊断标准：对肝脏穿刺活检或手术时切除组织标本，进行病理学诊断。

临床诊断标准：同时满足以下条件中的①＋②a两项或者①＋②b+③三项。①有乙肝或丙肝感染的证据；②典型的肝脏影像学特征：a.肝脏占位直径≥2cm，CT和MRI两项中有一项符合肝癌的影像；b.如果肝脏占位直径为1~2cm，则需要CT和MRI两项都符合肝癌的影像；③血清甲胎蛋白≥400µg/L持续1个月或≥200µg/L持续2个月，并能排除其他原因引起的AFP升高。

㉑ 肝脏穿刺活检会引起肝癌的转移吗？会导致肿瘤破裂吗？

肝脏穿刺活检是指在B超或CT引导下，在肝脏上穿刺取部分肝脏组织进行检测。目前肝脏穿刺活检在B超或CT引导下进行，大大提高了穿刺的准确率，避免重复穿刺。相关研究报道，肝脏穿刺可能会导致肿瘤沿着穿刺道播散转移，但此类事件发生率在4‰到4万分之一。相较于这种低风险事件，准确确定肿块性质、及时有效的治疗更为重要。

㉒ 什么情况下肝癌患者需要行介入治疗？

肝癌介入治疗又称经导管动脉化疗栓塞术（TACE），指经导管同时给予化疗药物和栓塞剂，既增加药物与肿瘤的接触，又减少肿瘤细胞的血液营养供应，通过两种途径消灭肿瘤。其优点和适应证包括：①手术前行介入治疗，可以使肿块缩小，增加手术切除率，且可减少术后的复发及转移；②术后行介入治疗可有效对残余病灶及复发病灶处理；③部分中晚期患者无法进行手术治疗可选择介入治疗；④部分可行手术治疗患者，但由于高龄、体质差、严重肝硬化等不行手术或患者不愿行手术治疗。

23 肝癌介入治疗要做几次？每次间隔周期多长时间？

肝脏介入治疗的次数及间隔周期需要依据患者肿瘤的大小位置、肝功能、患者自身的身体状况以及介入治疗的效果等确定。在介入治疗 2 周后复查肝功能及肝脏的核磁共振、CT 明确肝脏损伤程度以及肿块变化情况明确疗效，如果肝功能无异常且肿块缩小，可在上次介入治疗的 4 周后行第 2 次介入治疗。介入的次数需要视患者具体病情而定，如患者一般状况可、肿块较小，介入次数为 3~4 次；如果患者病灶多或肿块较大，介入次数需 5~6 次。

24 什么是肝癌的射频消融？

射频消融是指在 B 超或 CT 的定位下，将电极经皮肤穿刺入肝脏肿瘤，利用射频能量使病变的局部组织产生高温将肿瘤消灭的技术，具有定位准确、操作简单、创口小、易恢复等优点。适应证：单发肿瘤直径 < 5cm 或肝脏肿瘤 < 3cm 且肝脏肿瘤的数目 < 3 个；体质弱或合并严重并发症不能耐受手术者作为姑息治疗的一部分；肝脏肿瘤位置隐匿难以定位行手术治疗者。

25 射频消融安全吗?

射频消融属于微创治疗,射频的电极针只涉及直径5cm范围,对其余的肝组织影响不大,减少了对其他肝组织的影响且患者治疗后的反应小。其次,射频消融可反复进行,对后续治疗没有影响。再者,相关研究报道,原发性肝癌经射频消融治疗后,1、2、3、5年的存活率分别是94%、86%、68%和40%,治疗效果与手术效果相似,同时达到肝脏微创化治疗和根治目的。

26 肝癌患者做了射频消融,护理有什么需要注意的?

(1)患者术后禁食2小时后可少量流食,生命体征监测4小时,卧床休息6小时。

(2)保持大便通畅,避免肝性脑病的发生。

(3)出院后遵医嘱服用保护肝或抗病毒药物,避免辛辣生冷饮食,并在第1、第3和第6个月进行增强CT或增强核磁共振等影像学检查,评估射频消融治疗效果。

27 什么情况下肝癌患者需要行无水乙醇注射治疗?

无水乙醇注射治疗是指在B超或CT引导下,穿刺针经皮刺入肿瘤内，注入无水乙醇，使肿瘤细胞及附近血管内皮细胞迅速脱水，从而肿瘤细胞坏死或缺血。适应证：①原发及转移性肝癌，癌灶结节直径 ≤ 3cm 或癌灶结节在 3 个以内，伴有肝硬化不能手术切除的肝癌为首选；②与其他非手术疗法联合应用，如肝动脉灌注栓塞术后的补充应用。

㉘ 什么是癌栓？检查出癌栓意味着预后差吗？

癌栓是指发生在血管或者淋巴管中，癌细胞聚集成团形成类似于血栓的物质。以肝癌为例，肝癌中癌细胞容易侵犯门静脉形成门静脉癌栓，加大门静脉的压力，加快胃出血、肝功能衰竭的发生，使患者在短时间内发生门静脉高压、黄疸、腹腔积液等，病情发展迅速。

㉙ 哪些情况下肝癌患者需要行化疗？

临床医生会根据患者的病情分期、相关辅助检查以及患者体质状况进行分期，选择治疗方案。一般来说，肝癌早期患者以手术治疗为主，常不需要化疗；中晚期患者多为微创治疗，如介入治疗、射频消融等联合靶向和免疫治疗，部分患者需要化疗。终末期患者以支持治疗为主。不同的化疗目的以及方案，化疗周期也会有所不同。

㉚ 目前肝癌患者常用的化疗方案有哪些？

肝癌常用的化疗方案为 FOLFOX 方案（含奥沙利铂，氟尿嘧啶及亚叶酸钙）。肝癌属于对化疗不敏感的恶性肿瘤，因此常使用化疗药物联合靶向药物或免疫药物。

㉛ 肝癌靶向治疗有效吗？常用靶向药有哪些呢？

靶向治疗作用于特定的靶点，相较于化疗，具有作用效率更高、不良反应更低的特点，是肝癌晚期患者重要治疗方式。肝癌的靶向药主要分为：第一类，多靶点酪氨酸激酶抑制剂，如仑伐替尼、瑞戈非尼、索拉非尼等；第二类，VEGFR 血管拮抗剂，如阿帕替尼、阿昔替尼等；第三类，VEGFR 单抗，如贝伐单抗、雷莫芦单抗等。

㉜ 哪些肝癌患者不能行放疗？

（1）肝癌伴严重肝硬化或肝功能异常者。

（2）弥漫性肝癌或巨大肿块型肝癌。

（3）炎症型肝癌，病情危险，不宜放疗。

（4）腹水是肝癌放疗的相对禁忌证，如对症利尿有效，可行放射治疗。

㉝ 放射性肝炎需要怎么处理？还能继续放疗吗？

放射性肝炎是指行放射治疗后部分患者出现的肝脏炎症，表现为肝脏肿大、食欲减退、黄疸等症状。出现放射性肝炎，一是患者需清淡饮食、戒烟戒酒；二是暂停放射治疗，予以保肝治疗。大部分患者在停止放疗及保肝治疗后可好转。

第十二章
胰腺癌患者最关心的问题

01 亲属得了胰腺癌，其他家庭成员也可能会得胰腺癌吗？

相关研究表明，胰腺癌患者中有 5%~10% 的家庭成员也患有该疾病。且随着家庭成员中患胰腺癌人数增加，家族中其他成员患胰腺癌的概率也随之增高。因此，有胰腺癌家族史的人，建议从 40 岁起或从亲属最早被诊断出胰腺癌时的年龄减去 10 年，作为自己接受筛查的起始年龄，并且每年都需要接受一次体检筛查，以提高胰腺癌的早检率。

02 得了胰腺炎，更易患胰腺癌吗？

相关研究表明，炎症促进肿瘤细胞的发生，而慢性胰腺炎由于长期炎症的存在，随着病程进展可能会发展为胰腺癌；且由于慢性胰腺炎对胰腺组织持续性进行性破坏，胰腺功能下降，导致血糖升高、2 型糖尿病的发生，2 型糖尿病也是胰腺癌发生的高危因素。当患有胰腺炎时，应当及时就诊有效诊治。

03 糖尿病和胰腺癌有关系吗？

糖尿病与胰腺癌的关系密切。糖尿病作为胰腺癌的危险因素，糖尿病患者患胰腺癌的风险较普通人人群升高 2.1 倍。虽然发病风险随着糖尿病病程增加而减少，但长病程糖尿病仍是胰腺癌发生的重要病因。胰腺癌会导致糖尿病的发生，胰腺癌患者中 30%~40% 患者合并有糖尿病，且大部分为新发糖尿病。糖尿病是胰腺癌的重要发病因素，新发糖尿病可能是胰腺癌的发病先兆。

04 确诊胰腺癌能活多久呢?

胰腺癌以其预后差、生存期短的特点，被称之为癌中之王。总体而言，胰腺癌患者 5 年生存率仅为 9%。但这个数据是平均值，每个患者的生存期由年龄、疾病分期、自身体质等多种因素影响，其中最为重要的是疾病分期。早期胰腺癌患者 5 年存活率为 34%，中晚期胰腺癌患者 5 年存活率为 12%，晚期期胰腺癌的 5 年存活率为 3%。因此早期诊断胰腺癌对提高患者的生存期尤为重要。

05 为什么大部分胰腺癌确诊时为晚期?

一是由于胰腺在人体内分布位置导致胰腺癌患者早期症状多不明显，当出现典型症状如黄疸、腹部和背部疼痛等时，已是晚期。二是因为胰腺在人体位置较深，腹腔气体干扰导致常规超声检查难以发现早期胰腺癌。三是因为胰腺癌患者的肿瘤标记物的敏感性及特异性较差，难以发现早期胰腺癌。

06 诊断为胰腺癌晚期是不是没有治疗意义了?

相关文献表明，接受治疗的晚期胰腺癌患者的总生存期为 6~12 个月，而未接受治疗的患者的总生存期不足 3 个月。对于无法行手术治疗的晚期患者，免疫、靶向治疗能有效控制肿瘤进展，延长其生存周期；介入治疗能有效缓解患者不适、局限肿瘤。随着医疗技术的不断发展，对于晚期患者的治疗不仅仅可以缓解症状和延长其生存周期，也可以解除患者疼痛以及其他症状、提高生存质量。

07 胰腺癌患者出现黄疸是不是提示预后差？

黄疸是胰腺癌的常见症状之一，其出现时间与严重程度，与胰腺肿瘤生长的位置、大小有关，与疾病的分期并没有绝对的因果关系。早期胰腺癌患者也可能出现黄疸，所以不能用黄疸这个症状判断患者疾病分期。当出现黄疸，应该及时就诊、完善检查、进行治疗。

08 怎样尽早发现胰腺癌？

由于解剖部位隐匿、早期缺乏特异性临床表现、检测技术的敏感性有限，胰腺癌患者确诊时多为晚期，因此胰腺癌的早筛尤为重要。40 岁以上，伴有以下任意一项者应该尽早进行胰腺癌的早筛。

（1）有胰腺癌家族史、糖尿病史。

（2）有长期吸烟、饮酒，高脂肪和高蛋白饮食史。

（3）出现无明显诱因的中上腹不适、食欲不振、乏力、腹泻、消瘦或腰背部酸痛等症状。

（4）慢性胰腺炎反复发作。

（5）患有胰腺相关疾病，且有血清 CA19-9 升高。

（6）无家族遗传史的新近突发糖尿病患者。

09 抽血检查能尽早发现胰腺癌吗?

人们常说的"抽血检查胰腺癌",即血液检验中的肿瘤标记物检测。CA19-9 是胰腺癌非常重要的血清学标志物,但其在胰腺癌发生早期很少升高,不用于胰腺癌的早期筛查,可以用于评估胰腺癌患者的术后复发及对放疗化疗的疗效评估。当需要进行胰腺癌的早筛或怀疑胰腺癌,及时医院就诊行腹部 CT、MRI、超声内镜明确诊断。

10 为什么胰腺癌患者诊断要做超声内镜?

超声内镜检查既可通过内镜直接观察消化道情况,又可同时行超声检查。相较于普通超声受腹腔气体干扰对胰腺癌诊断困难,超声内镜将超声与内镜结合,极大地提高对早期胰腺癌的诊断率。且可在超声内镜引导下行细针穿刺活检,进行病理学诊断,明确肿块的性质,具有操作方便、创伤小、并发症少的优点。

11 为什么胰腺癌患者伴黄疸要做磁共振胰胆管成像?

磁共振胰胆管成像又称为 MRCP,是一种无创性显像技术,可清楚显示胰胆管系统的全貌,帮助判断梗阻部位及原因。胰腺癌患者出现黄疸时,行 MRCP 检查既可观察胰腺癌形态,又可明确黄疸梗阻的位置及性质,一举两得。

⑫ 确诊胰腺癌一定要做穿刺活检吗?

几乎所有恶性肿瘤的确诊(金标准)都依赖于对肿瘤组织进行穿刺活检,即病理学检查。胰腺在腹腔里位置隐匿,导致胰腺的取样困难。目前常用方法是在彩超、超声内镜或 CT 引导下,对胰腺组织取样;或是利用 ERCP 来对胰管脱落的细胞进行收集,行细胞学的病理检查。再者是腹腔镜或开腹手术下探查活检。

⑬ 胰腺癌患者做穿刺活检会导致肿瘤扩散吗?

胰腺穿刺活检最常见方式是指在 B 超、超声内镜或 CT 引导下,在胰腺上穿刺取部分组织进行病理学诊断。目前胰腺穿刺活检在 B 超或 CT 引导下进行,提高了穿刺的准确率,避免重复穿刺。相关研究报道,由于穿刺肿块的完整性可能会致肿瘤沿着穿刺道播散转移,但此类事件发生率在 4% 到 4 万分之一,微乎其微。相较于这种低风险事件,准确确定肿块性质、及时有效地治疗更为重要。

⑭ 胰腺癌穿刺活检是超声内镜下穿刺好还是经皮穿刺好?

胰腺超声内镜下穿刺活检是指在超声引导下通过内镜管道穿刺入胰腺组织取样。胰腺经皮穿刺活检在 CT 或超声引导下,将穿刺针经皮、腹壁穿刺入胰腺取样,其活检诊断成功率受病变位置、大小、穿刺器械等多方面因素影响。而超声内镜引导下细针穿刺活检术干扰因素更少，适用范围更广，且可以发现几毫米大小的微小病变，是检查胰腺占位最敏感和最准确的方法。

⑮ 胰腺癌术后血糖高是不是复发了？需要怎么处理呢？

胰腺作为分泌胰岛素的器官，当行手术切除全部（部分）胰腺时，患者体内的胰岛素含量减少，调节血糖的能力下降，部分患者会出现血糖升高。同时，由于手术后应激现象，会短时间内出现血糖升高。因此，胰腺癌术后患者要注意合理饮食，密切监测血糖变化，有异常时要及时到内分泌科就诊，积极控制血糖，减少糖尿病并发症。

⑯ 胰腺癌患者术后，需要补充胰酶吗？

胰腺作为重要的外分泌器官，可以分泌大量的胰酶，参与蛋白质、脂肪、糖的代谢。胰腺癌患者行胰腺切除后，体内分泌的胰酶减少，对营养物质的代谢能力大大下降，可能出现腹痛、腹泻、脂肪泻、消瘦以及营养不良等胰酶分泌不足的表现。因此，胰腺切除术后需要补充胰酶口服制剂，弥补胰腺癌手术后胰酶分泌的不足。并且，患者应该注意血糖以及饮食中脂肪含量的控制。

⑰ 胰腺切除后，会得糖尿病吗？对身体及其他脏器有什么影响？

胰腺癌患者行手术切除全部（部分）胰腺时，患者胰岛分泌胰岛素含量减少，调节血糖的能力下降，部分患者可能会出现血糖升高。同时，胰腺会分泌胰酶，其中含有大量的消化酶。当胰腺癌切除后，患者可能出现食欲减退、消化不良、腹痛腹泻等症状。

⑱ 胰腺癌患者应在什么情况下选择化疗？化疗的周期及间隔时间如何？

目前胰腺癌的治疗主要包括手术、放疗、化疗、介入和支持治疗等。临床医生常常依据患者的疾病分期、体质情况以及患者自身的意愿等制定治疗方案。一是对可行手术治疗的部分胰腺癌患者，术前予以新辅助化疗，缩小肿块、提高手术切除率。二是胰腺癌患者在根治术后如无禁忌证应行辅助化疗，降低肿瘤复发和转移的机会，提高治愈率。三是对于失去手术机会终末期的患者行姑息性化疗，延长患者生存期。不同化疗方案有不同的周期，一般化疗周期为3~4周为一周期。

⑲ 胰腺癌化疗方案是怎么制定的？

临床医生依据患者肿瘤发生部位、病理类型、有无转移及并发症、患者的疗效情况等制定治疗方案。依据不同的治疗目的，选择化疗的时间、方案、周期、剂量等。药物剂量需要根据患者身高、体重、体力状况及不良反应等情况计算。目前，临床上应用于胰腺癌治疗的化疗药物主要有吉西他滨、白蛋白结合型紫杉醇、奥沙利铂、伊利替康、氟尿嘧啶、替吉奥胶囊等。

20 胰腺癌患者放疗效果怎么样？需要放疗多少次呢？

放疗是胰腺癌中晚期的重要治疗方案，能有效杀死癌细胞，防止扩散以及转移。如果胰腺癌病变比较局限，没有广泛转移，可以酌情放疗。放疗指征：①在术后，对于具有高风险特征的患者，推荐分次放疗；②在术前，对于可切除疾病的患者，建议在化疗后有条件地进行分次放射治疗；③对于患有局部晚期疾病（不适合手术）的患者，建议进行全身化疗后放疗。一般来说，放疗的 1 个疗程为 4~5 周，一周 5 次。

21 胰腺癌化疗或放疗后出现黄疸、肠梗阻是复发了吗？需要怎么处理？

胰腺癌患者在化疗或放疗后出现黄疸可能是肿瘤进展或复发压迫胆总管的梗阻性黄疸，也可能是化放疗对肝脏损伤作用引起的黄疸，需患者进行保肝治疗。如果黄疸严重，可行胆管内置支架、局部放疗等。

胰腺癌患者在病程可能出现完全性或不完全性肠梗阻，引起的原因多为肿瘤性因素。如果肿瘤可切除，行手术治疗；对于不能切除的肿瘤，则要以对症治疗为主。

22 胰腺癌患者化疗或放疗周期中出现转移，还需要继续化疗或放疗吗？

化疗、放疗对肿瘤细胞有抑制生长及杀灭作用，但不能将体内的全部肿瘤细胞杀灭。因此，胰腺癌患者在行化疗、放疗后也有可能会出现复发与转移。一是患者应该规律放化疗、规律复查，及时发现病情变化。二是当患者出现复发转移后，及时就医。临床医生会依据患者的具体情况，调整化疗、放疗的方案，切勿讳疾忌医。

第十三章
淋巴血液肿瘤患者最关心的问题

01 白血病的病因有哪些?

人类白血病的病因尚不完全清楚。目前的研究表明白血病的发生与下列因素有关。

（1）生物因素：主要是病毒感染和免疫功能异常。病毒感染人体后，病毒的基因和人体的细胞基因融合，在特殊情况下会导致白血病。部分免疫功能异常者，如某些自身免疫性疾病患者，白血病的危险度会增加。

（2）物理因素：包括 X 射线、γ 射线等电离辐射。如日本广岛及长崎受原子弹袭击后，幸存者中白血病发病率比未受到辐射的人群高 30 倍和 17 倍。

（3）化学因素：多年接触苯以及含有苯的有机溶剂与白血病发生有关。如新装修的房子等。

（4）遗传因素：家族性白血病约占白血病的 0.7%。单卵孪生子，如果一个人发生白血病，另一个人的发病率为20%，比双卵孪生者高 12 倍。

（5）其他血液病：某些血液病最终可能发展为白血病，如骨髓增生异常综合征、淋巴瘤、多发性骨髓瘤、阵发性睡眠性血红蛋白尿等。

02 白血病有哪些症状?

> **正常骨髓造血功能受抑制的表现**

（1）贫血：部分患者因病程短，可无贫血。半数患者就诊时已有重度贫血，尤其是继发于骨髓增生异常综合征者。

（2）发热：半数患者以发热为早期表现。可低热，亦可高达到 40℃

或以上，伴有畏寒、出汗等。虽然白血病本身可以发热，但高热往往提示有继发感染。

（3）出血：以出血为早期表现者近40%。出血可发生在全身各部位，以皮肤瘀点、瘀斑、鼻出血、牙龈出血、月经过多为多见。

白血病细胞增殖浸润的表现

（1）淋巴结和肝脾大。

（2）骨骼和关节疼痛：常有胸骨下段局部压痛，尤以儿童多见，发生骨髓坏死时可引起骨髓剧痛。

（3）眼部病变：部分急性髓细胞白血病可伴有粒细胞肉瘤，或称绿色瘤，常累及骨膜，以眼眶部位最常见，可引起眼球突出、复视或失明。

（4）口腔和皮肤病变：白血病细胞浸润可使牙龈增生、肿胀；皮肤可出现蓝灰色斑丘疹，局部皮肤隆起、变硬，呈紫蓝色结节。

（5）中枢神经系统病变：轻者表现为头痛、头晕，重者有呕吐、颈项强直，甚至抽搐、昏迷。中枢神经系统白血病可发生在疾病各时期，尤其是治疗后缓解期，以急性淋巴细胞白血病最常见。

（6）睾丸病变：多为一侧睾丸无痛性肿大，另一侧虽无肿大，但在活检时往往也发现有白血病细胞浸润。

03 得了白血病会遗传吗？

临床上，白血病确实有一定的遗传因素，主要体现在：①双胞胎。如果双胞胎其中一个患了白血病，另一个患白血病的概率相对来说明显增高。白血病患者的兄弟姐妹比正常人群发病率相对偏高。②在家族性遗传性疾病中，白血病发生比例高于正常人群。但是总的来说，白血病不遗传，只不过在某些方面有一定的遗传因素，虽然也有家族成员中先后发生白血病的个案，但发生率极低。所以，白血病患者要孩子是可以的，不要被"白血病遗传吗"这个问题所困扰。关键在于准备受孕时，一定要保证双方身体和心理处于良好的状态，并且在怀孕过程中尽量避免感染和接触有害物质，这样才能生育健康的孩子。事实上，有很多白血病患者都有了健康的孩子和幸福的家庭。

04 急性白血病怎么治疗？

化疗是白血病首选治疗方法，通过短时间杀灭患者体内白血病细胞，让骨髓恢复到正常状态，有利于后续的巩固强化治疗。造血干细胞移植是现在唯一可能彻底治愈白血病的方法，用大剂量化疗彻底摧毁患者造血功能及免疫状态，再给予患者健康的干细胞。另外口服靶向药、细胞免疫疗法、支持疗法也可以使部分患者长期生存。目前，对于低危组急性髓系白血病患者，通过大剂量化疗就可实现长期生存；还有一种特殊类型急性早幼粒细胞白血病，通过药物治疗就可以使患者长期治愈，是治愈率最高、预后最好的一个白血病类型。对于慢性白血病来说，目前有非常明确有效的靶向药物治疗，约90%的慢性粒细胞性白血病患者口服TKI药物，可达到10年以上生存。因此，不必谈癌色变，白血病早已不是不治之症。此外，白血病治疗过程长，造成经济负担较重，应由多方共同努力，如家属应给予患者精神上的支持，减轻患者恐惧；医生应及时与患者以及家属沟通，以防患者出现焦虑和抑郁的情绪；医患配合共度治疗过程。

05 闻了油漆气味会得白血病吗？

油漆里含有甲醛和苯等化学物质，这些物质可以导致白血病，甲醛气体是一种会损害人体白细胞的气体，长期的接触会导致白血病发生。有相关研究显示，甲醛主要危害人群是儿童，因为儿童免疫力较弱，如果长期接触甲醛等物质，可引起基因的突变，从而诱发肿瘤，尤其是髓系白血病。此外，白血病的发生和这些化学物质的浓度有很大的关系，有研究显示，只有 ≥ 0.1mg/m^3 的高浓度甲醛污染才可能引起细胞突变和癌症（包括白血病），如果低于这个水平，那一般不至于引起白血病。并且，由于每个人的个体差异性，对于有害气体的耐受力也会有所不同。

06 骨穿结果怎么判断是不是血液病？

人体的循环血细胞都来源于骨髓，血液系统疾病有一部分起源于骨髓，比如白血病，此时骨髓穿刺检查就非常重要了。骨穿结果中，如果骨髓细胞学当中原始幼稚细胞占比大于 20%，那么则为白血病，如果原始幼稚细胞占比小于 20%，则为骨髓增生异常综合征，骨髓增生异常综合征属于白血病前期，高度向白血病转化，所以即使是骨髓增生异常综合征的患者，有可能在不久的将来依然会转化为白血病。如果骨髓穿刺结果证实是白血病，还需要进行免疫分型检查，明确是哪一种类型的白血病（是髓系白血病还是淋系白血病），同时还需要进行染色体、融合基因检查，进行预后分层，为个体化治疗提供依据。

07 什么是造血干细胞移植?

造血干细胞是指在骨髓中生成的有能力生长成为几乎任何类型的血细胞的原始细胞。而造血干细胞移植是指对患者进行全身照射、化疗和免疫抑制预处理后,将人体的肿瘤细胞清除,再将正常供体或自体的造血干细胞输入患者体内,使之重建正常的造血功能和免疫功能。可以大致分为自体移植(患者使用自身的造血干细胞)和同种异体移植(干细胞来自他人)。自体移植:一般是患者通过化疗、放疗等治疗达到一定的程度,经过造血干细胞动员后,采集自身的造血干细胞,再次经过化疗等预处理后,进行造血干细胞输入。同种异体移植:一般是通过骨髓库进行配型或者进行亲属之间的配型,配型达标后,采集供者的干细胞,待患者进行化疗等预处理后,将采集的供者干细胞输给患者。

08 什么是多发性骨髓瘤?

多发性骨髓瘤是一种浆细胞异常增生的恶性肿瘤。主要特征是恶性增生的浆细胞(即骨髓瘤细胞)浸润骨骼及软组织,影响造血功能,导致造血衰竭,并产生异常免疫球蛋白(M蛋白)及其多肽链,引起脏器损伤。主要临床表现有骨骼疼痛、病理性骨折、贫血、出血、高钙血症、肾功能损害及免疫功能异常等。该病多发于中、老年人,男性多于女性。目前根治本病比较困难。

09 多发性骨髓瘤怎么治疗？

多发性骨髓瘤的治疗目标始终是达到深度缓解（尽可能减少肿瘤细胞残留）及持久缓解（延迟复发）骨髓瘤，主要根据有无症状及预后评分来确定治疗时机。目前主要以化疗、造血干细胞移植、放疗为主，手术治疗为辅。一般治疗多以对症治疗如双磷酸盐护骨降钙缓解骨痛，必要时输注血制品改善贫血、丙种球蛋白针预防感染等。化疗药物主要有蛋白酶体抑制剂（硼替佐米等）、免疫调节剂（来那度胺等）、细胞毒性药物（马法兰、阿霉素等）、糖皮质激素。所有有条件且适合移植的患者（年龄 ≤ 65 岁）的患者均推荐自体造血干细胞移植治疗。此外还可通过放疗及手术来缓解局部骨痛及脊髓压迫症状。

10 浆细胞白血病和多发性骨髓瘤的区别？

浆细胞白血病和多发性骨髓瘤其实是同种疾病的不同阶段，具体分析如下：①多发性骨髓瘤是发生在骨髓当中的恶性克隆性疾病，恶性浆细胞大量增殖，影响造血功能，导致造血衰竭，同时体内产生大量单克隆免疫球蛋白，引起终末脏器损伤，包括高钙血症、贫血、肾功能损害、反复感染、高黏滞综合征等，通常发生在骨骼，可能累及多种骨髓部位，②浆细胞白血病不仅影响脏器，到白血病期，骨髓包括外周血里会有大量恶性克隆性增生浆细胞。浆细胞白血病前期治疗原则和多发性骨髓瘤一样，但白血病期治疗相对棘手，化疗之后需要做异基因造血干细胞移植；如果只是在多发性骨髓瘤时期，没有到白血病期，事实上效果比较好，大部人不需要做异基因移植，化疗之后做自体造血干细胞移植即可。

现在多发性骨髓瘤中位生存已经达 8~10 年，但浆细胞白血病的治疗效果及预后均较差。

⑪ 多发性骨髓瘤需要做造血干细胞移植吗?

自 20 世纪 80 年代初自体造血干细胞移植（auto-HSCT）开始应用于多发性骨髓瘤（MM）的治疗以来，患者的总生存期明显延长，因此，auto-HSCT 一直被认为是年龄 ≤ 65 岁新诊断 MM 患者的首选治疗选择。但随着新药的不断涌现和治疗疗效的大幅提高，auto-HSCT 在 MM 治疗中的地位曾一度被质疑。但经过许多国内外平行对照研究的临床结果表明，经 auto-HSCT 治疗的患者无进展生存期获益明显，肯定了其在新诊断 MM 患者中治疗地位的重要性。一般而言，在 65 岁以下且无严重脏器功能障碍的多发性骨髓瘤患者中推荐进行 auto-HSCT。对于 65 岁以上多发性骨髓瘤患者，实施 auto-HSCT 应在经验丰富的治疗团队进行仔细的体能状态评估后，在评分为 fit 的患者中进行。

⑫ 淋巴瘤的症状有哪些?

发热盗汗

不明原因的不规则、周期性发热，夜间盗汗。

皮下肿块

脖子、腋下或腹股沟出现无痛性、进行性淋巴结肿大。肿大淋巴结可互相粘连、活动，可融合成块。

· 皮肤瘙痒

局部及全身性的皮肤瘙痒症状，该症状多见于年轻女性。

· 咳嗽胸闷

淋巴结肿大压迫邻近器官可出现持续咳嗽、胸闷、气促、胸痛等。

· 乏力消瘦

3 个月内减轻体重 5% 以上、时常觉得乏力、容易疲惫，食欲不佳。

⑬ 非霍奇金淋巴瘤怎么分期?

通常采用的是国际的 Ann Arbor-Cots-wolds 分期体系，将非霍奇金淋巴瘤分为期Ⅰ、Ⅱ期、Ⅲ期和Ⅳ期。Ⅰ期的非霍奇金淋巴瘤指的是单一淋巴结受累，或者单一淋巴结外器官，或者部位局限并且不伴有其他任何淋巴结受累；Ⅱ期是指横膈同侧的两个或多个淋巴结区或局限性的结外器官或部位受累；Ⅲ期指的是横膈两侧都有淋巴结区受累；Ⅳ期是淋巴结外器官弥漫性受累，其中强调若病变累及肝脏、骨髓、肺均属于Ⅳ期。

⑭ 什么类型淋巴瘤需自体移植?

（1）自体造血干细胞移植（Auto-HSCT）通常作为高危淋巴瘤 CR1 的巩固治疗。包括：年龄 < 65 岁的套细胞淋巴瘤；绝大部分的侵袭性 T 细胞淋巴瘤；年轻、高危的弥漫大 B 细胞淋巴瘤；双打击或双表达高级

别 B 细胞淋巴瘤；惰性淋巴瘤转化的高侵袭性淋巴瘤；原发中枢神经系统淋巴瘤。

（2）自体造血干细胞移植（Auto-HSCT）可以用作复发 / 难治淋巴瘤的挽救治疗。如敏感复发或原发难治的弥漫大 B 细胞淋巴瘤；敏感的第 1 或第 2 次复发的滤泡细胞淋巴瘤；敏感复发或原发难治的霍奇金淋巴瘤；敏感且不适合 Auto-HSCT 的套细胞淋巴瘤；敏感且不适合 Auto-HSCT 的外周 T 细胞淋巴瘤；多次复发的某些惰性淋巴瘤；一线治疗获得部分缓解或挽救治疗敏感的伯基特淋巴瘤。

⑮ 血液病化疗后的并发症主要有哪些?

（1）骨髓抑制为最常见的和最严重的化疗不良反应，一般发生于化疗后 8~12 天。主要表现为白细胞、血小板、红细胞下降，其中白细胞下降易导致感染；血小板减少常导致出血，严重者可危及生命。

（2）消化道反应　如恶心、呕吐等，一般于注射药物结束当时或结束后数日内出现，也可能出现腹泻、便秘等。

（3）皮肤及黏膜损害　由于抗肿瘤药物常导致静脉炎，引起血管通透性增加，致使化疗药物外渗，引起局部组织剧痛、红肿、硬结，甚至溃疡、坏死。另外，化疗药物对口腔黏膜上皮细胞具有直接损伤作用，易引起口腔溃疡。

（4）某些药物对于某个脏器有特定毒不良反应，如环磷酰胺可致出血性膀胱炎；多柔比星对心脏毒性作用等。

⑯ 什么是 CAR-T 细胞疗法?

　　CAR-T 治疗即嵌合抗原受体 T 细胞免疫疗法。CAR-T 治疗是从患者血液中收集分离 T 细胞，然后进行基因修饰，增强对靶细胞的识别和杀伤能力，在体外大量培养扩增后，再将经过基因修饰的 T 细胞输回患者体内发挥作用，最终识别体内癌细胞并将其摧毁的一种治疗方法。CAR-T 治疗方法对于肿瘤细胞更具有杀伤力，并且靶向性更强，治疗也更加持久。这种治疗方法可以应用于多种血液肿瘤以及实体瘤的治疗，目前在急性白血病和非霍奇金淋巴瘤的治疗上有显著疗效，是一种十分具有前景的先进医疗技术。

第十四章
我和肿瘤的那些事

01 爱拼才会赢

"三分天注定，七分靠打拼，爱拼才会赢……"这首歌的歌词形象地描述了我的前半生。作为一名建筑工地承包商，日常工作让我忙得脚不沾地，生活里一直充斥着觥筹交错的喧闹，呼朋唤友间时常喝的酩酊大醉、人事不知。回想那时候的我，总觉得自己正是年富力强的时候，只要拼不死，就往死里拼，爱拼才会赢。

从2019年末开始，吃饭的时候我常常觉得喉咙里有异物感，因为以前有慢性食管炎的老毛病，觉得可能又犯病了，所以并未在意，也没有去医院检查，每天依然忙得没日没夜，酒桌上照样胡吃海喝。一段时间过后，家人发现我明显消瘦，我自己也反复出现吃饭时难以下咽的感觉，尤其在吃较硬的食物时更为明显，老觉得有东西堵在胸口，并且伴随着胸口持续性疼痛。家人很担心我的状况，在声声催促下，我来到了当地一家三甲医院消化内科的门诊，并在医生的建议下接受胃镜检查。看到胃镜报告单写着"食管Ca？"，虽然看不懂，但是一种隐隐的不安萦绕在我心头。在等待病理结果期间，我瞒着家人，偷偷上网查了下"Ca"的意思，竟然是代表癌症。我得癌症了？我呆愣在那，希望能有人来告诉我这只是一个噩梦。转念我又寄希望在病理报告上，网上说病理才是诊断的"金标准"。

苦等一周后，我拿着病理报告单，来到门诊医生办公室。接诊的医生看了报告单，建议我先出去等消息。我内心慌乱，表面镇定地拒绝了："如果确定是癌症，请直接告诉我。"医生转头看向家人，在获得同意后回答："病理是食管鳞状细胞癌，建议马上住院，完善检查，争取手术机会。"接着详细介绍了食管癌手术及放化疗等相关治疗，并鼓励我们，目前食管癌治疗方法日新月异，生存率较以前有明显提高，要对治疗有信心。在医生耐心地解释和开导下，我开始试着去接受这个事实。至此，我开始了全新的下半生。

病房里隐隐飘着消毒水的味道，略带暖意的阳光透过窗口照进来。距离确诊已过去一个多月，因为确诊为食管癌中期，医生建议我暂行术前同步放化疗，争取能做根治性手术。

我躺在病床上，整个人软绵绵的，完全没有了昔日的雷厉风行。主任带着一群医生来到床前："这几天感觉怎么样，吃得下吗？"

我无力地摇摇头，并不想搭理别人，家人跟主任沟通着化疗后的反应、近期的饭量、运动量等情况。

主任看着我说："最近感觉乏力、胃口差，跟化疗有一定的关系，而且食管癌属于营养状况较差的肿瘤，建议先留置鼻饲管，从管子里打营养液。这种方式属于肠内营养，对肠道黏膜有保护作用，而且经济有效。另外你接下来就要做放射治疗，治疗的过程中可能会暂时性出现喉咙肿胀、吞咽疼痛的情况，管子留起来也可以保证营养。"

想到要通过鼻子插根管子，我内心是极度抗拒的，可是迫于无法吃饭的现实和医护的宣教，我最终选择了留置鼻饲管。从最初的不适，到逐渐适应，再到体力慢慢恢复，也逐渐找回了失去的信心。

接下来的治疗依然很辛苦，21 天一个轮回的化疗和针对食管的放射治疗，出现过白细胞减少、肺部感染、出血、放射性喉炎等等情况，几度想要放弃，可是转身看着陪伴的家人，看着他们眼里的希望，听着他们描述儿孙绕膝、尽享天伦的场景，看看窗外的风景，即便是望着忙碌行走的人群，也觉得活在这人世间是一件多么可贵的事情。

终于，经过 4 次化疗及调强放疗，复查后医生告诉我治疗效果理想，可以安排根治性手术。排除手术禁忌后，在被推进手术室的那一刻，我对家人竖起大拇指，认真说道："爱拼才会赢，我一定会赢！"

手术非常成功，经过休养及后续的治疗，我终于回归到了正常生活。对于第二次生命，我异常珍惜。大部分时间用来陪伴家人，晨起去公园学习太极，闲暇时跟朋友学习摄影，走进田野、山间，去记录和感受生命的律动。但是，老天爷对于我的考验并没有停止。突然有一天，我出现吃饭后恶心呕吐的症状，脖子上肿了一块，人也慢慢地发黄。再次来到医院，医生建议我重新复查，在接受了 PET-CT 检查后，我得到了答案："食管癌伴多发转移，食管癌晚期"，这次，我想彻底放弃。

我逃离了医院，终日待在家里，想就这样结束自己的生命。但是老天爷好像并不想就这样放过我，过了一个月之后，我依然活着。因为吃不进去，我已经骨瘦如柴，脖子上的肿块也慢慢长大，偶尔有点喘气费力，常常因为疼痛而满身大汗。这期间，妻子儿女们几度想把我绑到医院去，都被我坚持拒绝了。

大年三十，我们叫作"年兜"，是祭先祖的重要日子，妻子和子女在供桌上摆满了各色糕果和鸡鸭鱼肉，供桌旁还放着一个火炉和纸钱。我们围坐在一起，讨论起祖辈的点滴，苍老了许多的妻子拉着我的手，哽咽地说着："我知道你撑得很辛苦。以前为了我们，那么拼，后来得病了，也很勇敢去面对。只是老天爷的意思我们摸不透。我只想你能再多陪陪我们，人没了，不就只剩一个牌位，什么都没有了。"眼含泪光的女儿也接道："爸爸，你一直是我的偶像，你说过人活一世，就是要拼搏。这次，你能当这个病是敌人，咱们继续拼下去好吗？"看着妻女的哀求，再看看摆着的供桌，我点点头，同意继续治疗。

重新来到医院，医生也跟我谈道："其实癌症更像是一种慢性病，特别是晚期癌症，对付它，我们可以换一种方式拼，比如与癌共存。我们可以通过加强营养、抗感染、止痛等基本的治疗方式改善体质，等身体养好了，再去跟癌症打战。如果一次战役失败了，我们可以休养生息、偃旗息鼓，调整自己的状态，静待下一次的战斗。现在医疗水平日新月异，赢取了时间也就赢得了希望。"我接受了医生的建议，开始接受相应的支持治疗，慢慢地，情况朝着好的方向发展，我又重新看到了希望。

02 得了乳腺癌，"鬼门关"走了一回

现在回想起我这半年多的乳腺癌治疗经历，仍然是感觉惊心动魄，仿佛在"鬼门关"走了一回。

我今年41岁，家在安徽农村，有一个儿子。我结婚后在当地镇上和老公开了一个小饭店，白手起家，但我和老公起早摸黑，拼命工作，生意逐渐红火，在当地也算小有名气，也有了一点积蓄。但是没想到，可能是起早贪黑拼命工作透支了我的生命，我竟然得了肿瘤。2020年10月我无意中摸到右乳肿块，但是不痛不痒，也就没注意。作为一个农村妇女，我初中文化，也不知道这方面的知识。后来肿块逐渐增大，甚至乳房局部皮肤有了破溃，出现难闻的臭味。因为是乳房的肿块，总觉得不好意思说出来，自己找点消炎药涂涂包好，生怕别人知道。另外就是我们的小饭店生意不错，全靠我和老公忙着，老公也很忙很累，我也不想麻烦他，所以就一个人硬撑着。后来整个右侧乳房都出现了结节，破溃得更厉害了。2021年3月我自己觉得浑身疲劳，乏力，全身皮肤发黄，小便也发黄，双下肢有水肿。老公也发现事情不对了，赶紧带着我到县医院就诊。当时就诊的医生一看到我的胸部肿块，就吃了一惊，说怎么到了这种程度才来看病。在医院做了彩超，随后把我老公叫到一起谈话，我在病房里等了好久都没有看见老公回来，就自己出去看一下。我一出门，就看见李医生和老公在门口悄悄地说话，看见我出来了，两个人还刻意地躲闪到一边去了，我赶紧回到病房里等着。老公回来以后就带着我回家，我们在医院门口的公交站等待公交车，老公表情严肃，声音略带嘶哑地对我说，老婆别怕，我一定要把你治好，我当时不知道具体是什么意思，就说该怎么办就怎么办吧。我又看见确诊结果为乳腺癌Ⅳ期，当时自己表面很平静，因为我对这个疾病不了解，也不知道什么后果，

不知道该怎么反应了，就默默地回家了。

我没有想到这种事会发生在自己身上，可是真的来了，居然好久都反应不过来，就和做梦一样，家人也很惊慌。当时当地医院医生发现我已经有肺、肝、骨转移，肝功能已经很差了，他向我老公建议对症缓解一下或去大医院看看。我老公瞒着我没说具体病情，打听到在杭州的浙江省肿瘤医院很好，而且离我们安徽的老家比较近（比去我们省会合肥近），所以老公带着我去杭州看病了，在那里我们挂了乳腺内科石磊主任的号。我们这次算是遇到好医生了，他非常和蔼可亲，详细询问了相关病情和检查，和我说病情很重，病理还没明确，后续效果真不好说。我老公说一定要坚决治疗，花多少钱都行。石医生听了也很感动，就想办法尽快帮我办理了住院。我住进病房后才慢慢感受到肿瘤医院乳腺内科的专业，医生和护士经验丰富，态度很好，能为患者着想。但这个时候我已经胸闷气短、活动受限了，局部胸壁破溃明显，臭味难闻，全身发黄，下肢浮肿。住院后我根据石医生的安排完善各项检查，发现双侧大量胸腔积液，心包积液，肝功能很差，白蛋白低。住院后石医生和他的团队每天都给我的胸壁换药，因为破溃的地方很多，发炎还很容易出血，他们每次换药都要半个小时，非常累，我很感激。

入院后医生赶紧给我放了双侧胸腔和心包积液引流管，引流了很多血性液体后我的胸闷气短才好转。但是肝功能异常持续加重，给予护肝药后也效果不好。我那段时间真有生不如死的感觉，天天卧床，没力气，身上还有很多管子，双下肢肿得厉害。后来做了胸壁穿刺病理，确诊为HER2阳性乳腺癌。石医生和我老公说现在肝转移非常厉害，已经快到肝功能衰竭了，按照常规是不能做抗肿瘤治疗的。如果不做抗肿瘤治疗按照目前情况只能生存几周甚至不到1个月。但是因为我是HER2阳性乳腺癌，有相应的靶向药物，可以考虑搏一搏，但是风险很大。我老公当时哭着和石医生说："我老婆跟着我一直吃苦没享过福，孩子也小，不能没有妈妈，一定要尽全力救她。"

后来石医生团队综合我的情况，经过慎重考虑和科学决策，就给我用了靶向药物联合化疗（白蛋白紫杉醇联合曲妥珠及帕妥珠靶向治疗）。效果很神奇！用药 2 天后我的胸壁肿块就有缩小，但是我的身体底子太差，肿瘤侵蚀了我太多的部位，后续我还经历了高热感染、肝功能"过山车样"升高、胸腔积液反复出现等一系列不良反应，随时有死亡的风险，医院下达了病危通知书。我当时自己都觉得挺不过去了，但是石医生的团队真的对我非常照顾，密切关注我的病情变化，最危险的时候半夜里都打电话给值班医生询问我的情况，根据我病情的变化及时调整治疗方案。我老公也一直守着我身边，照顾我、支持我、安慰我。经过接近两个月的治疗，我的病情稳定下来，奇迹般地活了下来。

我的胸壁结节基本消退了，肝功能恢复正常，肝脏转移灶明显消退。我的体力状况也明显好转，可以自行活动。我现在自己可以坐车往返医院和家。乡亲们见了我都觉得不可思议，说我现在都不像病人。我现在心情很好，内心也充满了新生的感动。

这次在"鬼门关"里走了一回，我非常感谢老公的照顾和支持，更感谢石医生团队的救治。他是我的大救星，不仅医术高，每次查房和给我换药时石医生总是耐心安慰我，给我信心。希望在石医生团队的治疗下和我老公的照顾下我的病情能继续好转，长久地活下去，给我的家庭一个希望，我一定不会放弃！

03 我的 7 年抗癌之路

时间过得真快，到现在我已经度过了 7 年的抗癌治疗时间。我是2014 年 10 月发现身体不适的，当时感觉右髋部疼痛逐渐加重，伴活动不利索。当时压根没往肿瘤上去想，就口服了一些止痛药，但是没有效果，仍旧逐渐加重。大概 1 个月后我在洗澡时发现左乳有个肿块，2cm×2cm

大小，很硬但不痛，我就有点担心了。我本人是大学学历，51 岁，有一个女儿，学习很出色，我和老公关系很好，都有不错的工作和经济水平，生活平静而舒适。虽然平时也看过肿瘤的相关报道，但是从没想到自己会得肿瘤。我先去了当地医院乳腺科，因为左胸乳腺肿块就诊，在医院做了一些检查，从此就开始了刻骨铭心的治疗之路。

2014 年 11 月在当地医院查全身骨显像（ECT）：左 4 和 7 前肋、右 9 后肋、胸椎 4、左骶髂关节、右髋臼、双股骨骨质代谢活跃，腰椎 4、5 右肩关节骨质代谢活跃。查乳腺 MRI：左乳外上局部占位性病变，考虑乳腺癌可能；双乳少量良性小结节形成；两侧腋下多发淋巴结影；左侧腋下多发淋巴结增大，提示转移可能。附见：左侧前部肋骨局部骨髓信号异常，考虑转移可能，肝脏局部结节状异常信号影。左乳房肿块穿刺活检：左乳外上肿块乳腺浸润性导管癌Ⅲ级，免疫组化：ER（95%+）、PR（95%+）、C-erbB-2（2+，建议 FISH 检测）、Ki-67（70%+）、P53（80%+）、CK5/6（+）、GATA-3（+）。后来我又跑到复旦大学附属肿瘤医院就诊，做了病理会诊：（左乳）浸润性癌。免疫组化单克隆抗体及癌基因检测：ER（+++，> 90%）、PR（+++，> 90%）、CerbB-2（2+）、Ki-67（+，60%）。HER2 FISH 检测：HER2 基因有扩增。胸部、上腹部增强 CT：胸部 CT 扫描未见异常。左乳肿块及左腋窝淋巴结肿大。肝内低密度结节，囊肿或转移，建议 MR。胆、胰、脾及腹膜后未见明显异常。骨盆 CT：骨盆多发组成骨骨质破坏，考虑转移。脑增强 MR：颅脑未见明显异常占位。11.20 右肝结节穿刺病理：低分化腺癌（结合病史，考虑转移性）。免疫组化单克隆抗体及癌基因检测：ER（3+，90%）、PR（3+，70%）、C-erbB-2（1+）、Ki-67（40%+）、CK5/6（-）、GATA-3（+）。经过了一系列检查，我拿到了诊断说明书。

我至今还清晰记得那天的情景：当时医生当着我和我丈夫的面很严肃地告诉我了病情（因为我在检查的时候就和医生还有我丈夫说，千万不要隐瞒，我自己能承受）：左乳腺癌伴肝、骨转移，Ⅳ期；分子分型：

Luminal B 型（HER2 阳性）。疾病是晚期的，但是可以积极治疗。我那时对乳腺癌还不像现在这样久病成医有所了解，也不知道什么是 HER2 阳性乳腺癌。这个事情没有人会想到轮到自己身上，可是真的来了，居然好久都反应不过来，就和做梦一样。慢慢地我开始接受这个现实，然后在网上查询这个病情，让自己在短时间内开始认识乳腺癌。自己确诊以后，内心始终慌乱不知该怎么办，一时不知道该怎么面对，也不想立马告诉家人，担心家里人反应过于激烈；也没有第一时间告诉好朋友们，不想看见其他人因为我太多悲伤或者惊恐，这样只会增加我的心理负担。也许是我从小就习惯一个人承担各种事情，我不想把自己的事情分担给任何人，这种心情只有同样经历和性格的人可以理解。

我当时初诊时就发现了远处转移，无法手术根治，当地医生建议到大医院就诊。我也听从了一些好朋友的意见，就想到浙江省肿瘤医院就诊，因为那里有当时全省唯一的乳腺内科专科，治疗上非常专业。我和老公带着最后的希望去找了专家，应该说这也是我治疗的转折点。我挂了王晓稼主任的号，他非常和蔼可亲，详细询问了相关病情和检查，和我说病情虽然比较重，但是目前有比较好的靶向药物，还是有很大机会控制的。听了专家的意见，我半个月来第一次如释重负。我住进病房后，慢慢感受到浙江省肿瘤医院乳腺内科的医生和护士都很经验丰富，关键是每个人都很热情，面带笑容，尽力为患者着想。我的主管医生是石医生，这 7 年我一直是在石医生的具体治疗下度过来的，他是我的大救星，平时有事我也是和他微信联系，他都能及时回复，并提出专业的意见。他在治疗过程中一丝不苟，认真负责。特别是当我治疗的过程中虽然疗效不错，但是还是出现多次进展时，石医生总是耐心安慰我，认真分析我的病情，对比我的既往报告，和王晓稼主任制定后续的合理方案。他还及时告诉我每个方案的优缺点，每个药物的不良反应，使我能做到心中有数，不会那么紧张。我心中都对石医生产生了依赖，他真是一位好医生！

下面我把 7 年来的治疗过程简单罗列一下，也算是个纪念吧，希望我能够继续有质量地活着。现在我的女儿已经在国外工作了，我希望继续我的治疗之路，能看到我的外孙出生，还有后续很多很多美好的事情等待着我。

2014.11.28 至 2015.04.09 予多西他赛（75mg/m^2，q3w）化疗 + 曲妥珠单抗（首剂 8mg/kg，维持 6mg/kg，q3w）抗 HER2 治疗 8 周期；唑来膦酸 4mg，q4w；止痛治疗。最佳疗效 PR。2015.04.30 开始予阿那曲唑（1mg qd）内分泌治疗 + 曲妥珠单抗（维持 6mg/kg）抗 HER2 靶向治疗。2018.10.15 查乳房 MR：对照 2018.6.29：①左乳外侧局部腺体紊乱，癌灶已不明显，与前相仿。②两侧前胸壁多发转移灶。病情进展后 2018.10.22 予吡咯替尼（400mg，qd）+ 卡培他滨（1.5g po bid d1~14，q3w）。4 周期后 PR。2020.04.13 胸部、上腹部增强 CT：对照 20.01.20CT：①双肺多发小结节，较前增大、增多，考虑转移；②肝内新发多枚小结节，考虑转移可能；③多发椎体、两侧部分肋骨、左侧髂骨骨转移，较前大致相仿。病情再次进展，2020.04.21 肝脏肿块穿刺：肝组织内见低分化癌。CerbB-2（2+）、ER（+++，90%）、PR（+，约 1%）、Ki-67（+，25%）、GATA-3（+）。FISH-HER2 检测：HER2 基因有扩增。2020.04.23 起予 T-DM1（3.6mg/kg，q3w）治疗 6 周期。2020.08.31 胸部、上腹部增强 CT：对照 2020.07.20CT：①双肺多发小结节，转移考虑，部分较前饱满，建议复查；②纵隔、右肺门多发肿大淋巴结，两侧锁骨上淋巴结增大，均较前相仿；③肝内多发小结节，考虑转移，部分较前增大，部分较前新出。2020.09.01 至 2021.02.11 予白蛋白结合型紫杉醇 125mg/m^2 d1、8，帕捷特（首剂 840mg，维持 420mg），伊尼妥单抗（首剂 8mg/kg，维持 6mg/kg）治疗 8 周期。2021.02.24 开始予帕捷特（420mg，q3w），伊尼妥单抗（6mg/kg，q3w）维持治疗至今。

04 爸爸，请让我多陪陪您吧

"爸，我回来了！"一开门，我向着倚靠在窗边藤椅上的父亲打了个招呼。他穿着一套深蓝色长袖居家服正微笑地看着我，缓慢起身朝我走来。那稍显瘦削的脸，不复往日的单薄身材以及伴随着轻微的喘息声，让我不由一恍惚，又想起了求医的那些日子。

爸爸是个肺癌患者，10年前当读高中的我听到这个消息的时候，犹如晴天霹雳。记得当时他说着"不一定是肿瘤""手术做完就好了"之类的话宽慰我，记得当时我惶恐、忐忑地目送他进手术室，记得当时从医生那里得知病理的焦虑、不安。在医生对于早期肺癌的治疗和预后一遍又一遍的解释下，我逐渐放下了心。爸爸休养了2个月之后又重回工作岗位，生活仿佛回到了手术以前，一切如故，只有爸爸的左腋下那隐隐的刀疤和每隔几个月到医院的复查，还在提醒我勿忘那个令人不安的字——"癌"。

就这样安然无恙地度过了6年，后来我从医生口中得知被称为"无瘤生存期"。在一次常规复查中，肿瘤又出现了。经过一系列检查，我和爸爸被告知这次是肺部多点复发，医生建议进行化疗。医生对化疗后续的讲解，我听得并不太专心，眼里漫起了水雾，"肺癌晚期"的字眼充斥了整个脑子。此时爸爸轻轻地拍了拍我的肩，充满怜爱的目光看着我，用略带轻松的语气说："医生说了，化疗没有那么可怕，都不需要住院。晚期不是没得治，现在新药这么多，你怎么这么没信心？"就这样，我和爸爸互相鼓励、安慰，我陪着爸爸开始了一次又一次的化疗历程。从常规抗癌药到临床试验新药，3年多的时间里，肺癌和药物之间互相角力，但似乎药物始终拖不住肺癌缓缓进展的脚步。看着爸爸日渐瘦弱的背影，听着逐渐急促的喘息声，总有一种不好的预感，似乎这人影会随时消失。

21年2月底，爸爸因为胸闷并喘息得厉害就近住院，医生拍片后告知我肺癌组织完全阻塞左侧支气管，左边的肺已经完全没用了，只靠着另一侧保命。尽管已经给予10L/min面罩吸氧，但血氧饱和度仅能达到80%，勉强地维持着神志清楚，而一旦血氧饱和度长时间低于80%必将陷入昏迷，并且心脏随时可能停止跳动。而且他们已经没有好办法，剩下两个选择：放弃治疗回家或去大医院搏一下。万般焦急之下，我想起了曾给爸爸做气管镜手术的李亚清主任，调出微信拨了过去。很快，手机里传来了李主任稳重又不乏热情的声音："喂，张珏，你好。""李主任，您好，我是张大海的女儿，我爸爸气急，快不行了，这边的医生说只剩一半的肺……"我思绪混乱地将刚才医生的话转述了一遍，手机那头沉默了一下，似乎在整理着思路，而我的心却跳动到了极点，生怕听到"不好意思、没办法"这几个字。短暂的安静过后，电话里传来简短而沉稳的一句话："快来，叫救护车，我在急诊室等你们。"

在120车上，我紧紧握着神志不清的爸爸的手，在他耳边不断重复着"爸爸，坚持住！"很快120呼啸着驶入医院，李主任以及急诊的医生护士把爸爸从救护车上转移到抢救室内。简单查看情况后，李主任表情严肃地告诉我，情况很不乐观，人已经昏迷，现在先气管插管送入ICU，尽量维持住生命。我呆呆地点了点头，拿起笔在几张同意书上签字。不久，嘴上插着管子的爸爸在医生护士的陪同下被送了出来，伴随着各种仪器"滴答"的工作报警声，急诊室一行人一路小跑，把他送入了ICU。一个半小时后，我被医生叫去单间谈话，一边流泪一边听完了病情介绍，医生已经用了最好的药物，最强的机器治疗，现在勉强维持住生命，如果指标能再好上一些，就有机会通过气管镜手术一举度过危险期，可如果指标差下去……整个谈话内容其实很简单，但又让人很难平静接受。

当晚8点爸爸病情再次恶化，面色发紫，血氧饱和度骤降至65%，即便给予纯氧，氧饱和度仍在逐渐下降。李主任和ICU医生再次和我谈话："患者的气管阻塞加重，随时可能走了，现在只有紧急气管镜手术搏一搏这一个办法。但是在患者严重缺氧、心功能极差的情况之下，与呼吸机共用"生命通道"的气管镜下手术治疗无疑将带来巨大风险，甚至直接加速死亡。做好最坏的打算！"听闻我脑子轰一下炸开，泪水再次像崩了线一样流下。我对着面前模糊不清的人影说道："无论什么办法我都愿意尝试，只要还有能让我陪着爸爸的机会！"李主任点了点头说道："我知道了，我们一定会尽全力！"我坐在 ICU 门口的椅子上，无神地盯着地面，脑海中回想起和父亲的点点滴滴，有小时候温柔的宠爱，有读书时严厉地责骂，更多的是爸爸得肺癌以后的坚强。凌晨 00:15，一众医生推着各种机器走出了 ICU，疲惫的表情中难掩兴奋。我走上前去询问，李主任笑着说气管镜手术很成功，已经度过最危险的阶段，患者已经稳定，过几天就可以回到普通病房。术后第二天爸爸恢复了意识，几天后从 ICU 转回了普通病房。回到普通病房的爸爸更瘦了一些，几天没见到他，却让我感觉分开好久好久。出院后的爸爸比起之前又弱了几分，仍坚持继续抗癌治疗并定期气管镜下清理肿瘤。

"珏珏，你在发呆吗？"爸爸的声音把我从失神中拉了回来。这半年以来的药物似乎治疗效果不错，胃口好了些，体重也稍长了点。"不，没什么。"我对爸爸笑了笑。爸爸，抗肿瘤的日子我会陪您一起走过，我想能多陪您一些时间，也希望您能再多陪我一些时间。

（文中患者及家属均系化名）

05 漫漫抗癌路，满满人间爱

2020 年注定是不普通的一年，年初的疫情刚刚缓解，刚刚恢复正常的生活，没想到 6 月份的时候，命运给了我当头一棒！

6 月初，我断断续续地出现肚子疼。一开始出现异常我并没有放在心上，以为只是单纯的小毛病，挺一挺就过去了。后来肚子疼得越来越厉害，偶尔还会拉肚子。我便到我们当地医院就诊。万万没想到，这次的检查结果让我的生活轨迹彻底发生了变化。检查报告单上"恶性肿瘤"四个大字让我那晚彻夜未眠。我无论如何都不能相信，肿瘤会发生在我的身上。我从心底抱怨老天的不公，为什么是我患肿瘤？我才30岁，我的人生才刚开始，美好的生活才刚刚开始。我真的不甘心。我真心不愿我的人生就这样结束。我要振作！我要振作！振作起来，为一线生机尽力一搏。

怀揣着复杂的心情，我前往浙江省权威肿瘤医院——浙江省肿瘤医院就诊。进行的一系列检查后，医生给了一丝曙光，告诉我目前可以采取化疗。化疗开始后，我才真真切切地感受到它的痛苦。化疗后第二天，我就开始吃不下饭，连喝口水都会觉得恶心，胃里更是翻江倒海的难受。我被折腾得生不如死，痛苦万分。在第二次化疗时，可能是身体适应了，虽然这次仍然有不适，但化疗后恶心呕吐好了许多。本以为在我积极地接受治疗和化疗药的作用下，肿瘤细胞会停下它生长的步伐，收起它狰狞的面目。但复查结果显示，它似乎"毫发未损"，化疗对我体内的肿瘤治疗效果并不是那么理想！我的心态彻底崩溃了！我在心底抱怨，为何上天看不见我的祈祷，我的努力，为何不给我一丝丝希望，却再一次将我拉入黑暗的深渊！

在绝望和迷茫中，带着内心的不甘，带着家人的关心，我们再次踏上了求医之路。在完善一系列检查和医生的详细评估后，我将行手术治疗。手术安排在寒冬12月，我感觉那个冬天，很冷，又好像不冷。手术当天，我躺在可移动床上，在家人的鼓励中，被推进了手术室。看着手术室里冷冰冰的仪器，看着医生们忙碌的身影，我的内心忐忑不安，我只能祈祷上苍，只能恳求医生，在场的医护人员看出了我的焦虑和恐惧，再次对我进行心理疏导，叫我放松心情，相信他们，相信自己。当针尖扎进我的身体，麻药渐渐浸满我的血管，我开始迷迷糊糊睡着了，这几个月发生的事情像梦境一样在我脑海里不停地翻转，父母慈祥的身影，妻子温柔的笑容……平常再平常不过的片段，像电影一样在我的脑海里出现。

当我再次醒来，发现我身上插满了管子、带着各种监护仪器，我躺在病床上难以动弹。麻药的药劲慢慢消失，随之而来的是身体上各个部位的不适和疼痛。有时夜越深，我越难受，越是难以入眠。躺在病床上，我在想手术后我是不是就可以摆脱肿瘤的折磨，我的生活会是不是就可以回到从前？那样的话，我一定要好好生活，不再去透支健康，我会更加珍惜当下，我只想与家人过好我们的每一天！术后在医生护士的悉心治疗下，我的身体慢慢恢复。评估过关后，我终于回到了我温暖的家。

在后续治疗中，医院医生依据术后的病理再次调整了我手术后的化疗方案，并使用免疫治疗药物。使用新的治疗方案后，我身体上产生的不适相较第一次明显减少，这更增强了我对抗肿瘤的信心和力量。抱着积极乐观的心态，我坚持治疗、定期复查后，惊奇地发现肿瘤停止了它的生长步伐，CT 报告中看不见肿瘤的病灶。在接下来的一年中，除了定期到医院复查、服用药物，我生活和以前没啥不同。身体上的不适渐渐减少，我也渐渐恢复了日常工作，生活慢慢回归到正轨，家里有了欢声笑语。

从"鬼门关"走过一趟的我，早上起来看到窗外明媚的阳光，每天都有一种重获新生的感觉。如今的我时常怀着感恩之心，开启我的重生之路，走向康庄大道！

06 坚定信念，奇迹就在前方

我是一名肠癌患者，今年是我抗癌的第五个年头。在这五年中，我经历着一次次手术、化疗，一次次拍片、抽血、一次次希望与失望。但抗癌这场战役，我仍在坚持而努力着。

2017年1月，当我被确诊为肠癌时，认为一切都完了，生命从此便进入倒计时。面对死亡的威胁，我心乱如麻，想了许多许多。现在年过半百的我患上癌症，要遭受疾病的折磨，成为家庭的包袱。我曾想到死亡，死最好最神速，不愿辗转病榻，折磨自己也折磨亲友。然而，我渴望活下去。年事已高的老人要我尽孝心；与我相依为命、感情笃厚的老伴，我是她的靠山；还有家中的孩子需要我的呵护关心。我不能死，我要活下去。我不要也不能就这么坐以待毙。强烈的求生欲望和责任感，迫使我反复叮咛自己要冷静。相信科学，相信医生，克服对癌症的恐惧，我一定能也一定要战胜癌症。

癌症患者需要接受正确、科学的治疗。当我确诊为肠癌，没有病急乱投医，而是选择专业医院治疗。1月底，医生按共同协商的治疗方案实施手术，为我肠道解除梗阻，手术很顺利。在术后治疗期间，我积极配合医生的治疗，身体恢复较快，身体上的不适也渐渐消失。

可是，这只是抗癌这场战役的第一战。癌症治疗费用像个无底洞。由于我的肿瘤较大、淋巴结转移，不能手术切除我的肿瘤。后续也需要大量的化疗药物。但是肠梗阻手术已经将家中的积蓄花费大半，且现在我无法工作，家中的微薄的经济来源在巨额的治疗费用前更是杯水车薪，后续治疗费用对于我这个普普通通的农民家庭是一笔难以承受的高昂的费用。我和我的家人四处寻求方法。这时，浙江省肿瘤医院的医生在听说我的家庭经济情况后，向我介绍了化疗联合贝伐珠单抗靶向治疗。一是贝伐珠单抗作为靶向药物，它的不良反应较小，服用后我身体产生不适的可能性更小。二是贝伐珠单抗的赠药政策——在自费购药几个月后，即可享受免费赠药。听到这个好消息，我心中的担忧如释重负。在后续治疗中，我享受了赠药政策，大大减轻了我的经济压力，消除了我心中的担忧，增强了我对抗肿瘤的信心和力量。

接下几年里，我坚持治疗、定期复查，现在我体内已经没有病灶，日常生活也慢慢恢复正轨。我满怀感恩，写下这篇经历，感恩亲人、感恩医生，给了我第二次生命，也希望正在与肿瘤斗争的患者一定要坚定信念，奇迹就在前方。

07 我的抗癌之路

我是老郭，家住在杭州市萧山区，今年 55 岁。2020 年 11 月份的时候，我时常感觉到头晕，整个人没什么力气，尤其是走路的时候，两条腿就像踩在棉花上。起先我以为是累了，想着休息几天就能好，可是很快，头晕、乏力、腹胀，种种症状接踵而来，硬撑了一个多月，我实在熬不住了。于是跑到附近诊所就诊，但是什么都没检查出来。察觉到不对的我又跑到大医院去，一系列检查做下来，诊断结果对我而言犹如晴天霹雳——慢性粒单核细胞白血病。

拿到检查报告后，我的脑袋"嗡"的一声。在大家的印象里，白血病就是"死亡"的代名词，花了大代价，最后人可能还是没了，那还治什么呢？当时我跟我老婆说不想治了，回家算了。可看着老婆一边哭着一边劝我别放弃的样子，于心不忍，还是答应再看看。去年年底，在我老婆的陪同下，我们找到了中国科学院大学附属肿瘤医院（浙江省肿瘤医院）血液科主任谭亚敏医生。

"患者看起来比较虚弱，而且血小板很低，有严重的出血风险，情况不算太好，慢性粒单核细胞白血病向急性白血病转化的风险很高，目前，异体造血干细胞移植是治愈这种疾病的唯一办法。"谭亚敏医生根据我的情况做出了初步的判断。"那怎么进行移植供体的选择？"我急切地问道。谭医生解释说："异体造血干细胞移植，优选供者是亲兄弟姐妹，如此才有全相合（HLA 配型 10 个点位完全匹配）的可能，这一概率大约在 25%。而如果是父母或者子女同样可以移植，但配型只能达到半相合，疗效也比较好，但移植相关风险会更高。"

知道这个消息后，我却犹豫了。我是家里的老四，上面还有一个哥哥两个姐姐，但年纪也都不轻了，先不考虑他们是否愿意捐献，捐了造血干细胞后，对他们的身体是不是会有影响？我有点开不了这个口。

巧的是，不久之后，二姐打来电话问情况，了解到配型的事情，在电话里把我狠狠地"教训"了一顿："这有什么不好开口的？我们不帮你谁来帮你？等着，我马上来。"

就这样，我一边接受化疗控制病情一边等着配型结果。幸运的是，我和二姐的配型结果显示，10 个点位全部配上，若是进行全相合造血干细胞移植，疗效会很好。

相比起淡定的二姐，在决定接受移植前，我反复向谭医生确认，捐献造血干细胞是否会影响身体。谭医生说："在移植前，需要先给捐献者做一个全面的体检，在确保捐献者健康状况的前提下，才会考虑移植。另外，如今的移植技术非常成熟，捐献造血干细胞只需要使用血细胞分离机器。供者的血液抽出去，经过机器精准提取造血干细胞，其余血液仍然会回输到捐献者体内。而且，造血干细胞会持续增殖和更新，不是说捐献了就变少了。因此，捐献造血干细胞对于健康人来说几乎没有影响。"

一切准备就绪，2021 年 5 月，我在无菌层流室内接受了造血干细胞移植。整个移植的过程都很顺利，移植后一周，达到清髓效果；移植后第 13 天，造血干细胞植活成功，血细胞逐渐恢复；移植第 18 天，各项指标良好，可以从无菌层流室出仓并回家。之后，只需要定期复查，按医嘱服药即可。如果一切顺利，半年至一年后便可以停药。

在无菌层流室出仓前，谭医生还在跟我通过电话进行交流，询问我现在感觉如何。想到姐姐和医务人员对我的付出和这段时间经历的一切，我忍不住流下激动的泪水。

说实话，一开始我真的怀疑自己是不是还能活下去，是谭医生一次次耐心开导我，告诉我没关系，这不是绝症，我们可以一起努力；我也很感激姐姐，是她给了我第二次生命；还有我的妻子和家人，都一直照顾、牵挂着我……现在，我相信未来能活得很好。

现在，移植成功已将近十个月，我定期到医院复查各项指标都比较稳定。相信我的未来，也会越来越好！